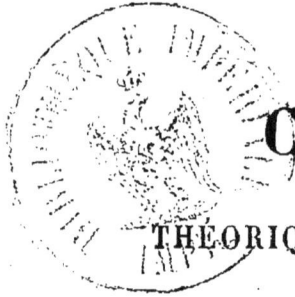

COURS

THÉORIQUE ET PRATIQUE

DE BRAIDISME

OU

HYPNOTISME NERVEUX.

OUVRAGE DU MÊME AUTEUR :

ÉLECTRO-DYNAMISME VITAL

OU

LES RELATIONS PHYSIOLOGIQUES

DE L'ESPRIT ET DE LA MATIÈRE

DÉMONTRÉES

PAR DES EXPÉRIENCES ENTIÈREMENT NOUVELLES

ET PAR

L'HISTOIRE RAISONNÉE DU SYSTÈME NERVEUX.

Paris, 1855. 1 vol. in-8° de xlvii-383 pages. Prix : 7 francs.

Paris. Typographie de Henri Plon, rue Garancière, 8.

COURS

THÉORIQUE ET PRATIQUE

DE BRAIDISME

OU

HYPNOTISME NERVEUX

CONSIDÉRÉ DANS SES RAPPORTS

AVEC LA PSYCHOLOGIE, LA PHYSIOLOGIE ET LA PATHOLOGIE

ET DANS SES APPLICATIONS

A LA MÉDECINE, A LA CHIRURGIE, A LA PHYSIOLOGIE EXPÉRIMENTALE
A LA MÉDECINE LÉGALE ET A L'ÉDUCATION

PAR

LE DOCTEUR J. P. PHILIPS

SUIVI

DE LA RÉDATION DES EXPÉRIENCES FAITES PAR LE PROFESSEUR DEVANT SES ÉLÈVES,
ET DE NOMBREUSES OBSERVATIONS PAR LES DOCTEURS
AZAM, BRAID, BROCA, CARPENTER, CLOQUET, DEMARQUAY, ESDAILE, GIGOT-SUARD,
GIRAUD-TEULON, GUÉRINEAU, RONZIER-JOLY, ROSTAN, ETC.

Lapis quem reprobaverant ædificantes.

PARIS

J. B. BAILLIÈRE et Fils	GERMER-BAILLIÈRE
19, RUE HAUTEFEUILLE	17, RUE DE L'ÉCOLE DE MÉDECINE
LONDRES	**NEW-YORK**
HIPPOLYTE BAILLIÈRE, 219, Regent-Street	BAILLIÈRE BROTHERS, 440, Broadway

MADRID, BAILLY-BAILLIÈRE, 11, CALLE DEL PRINCIPE.

—

1860

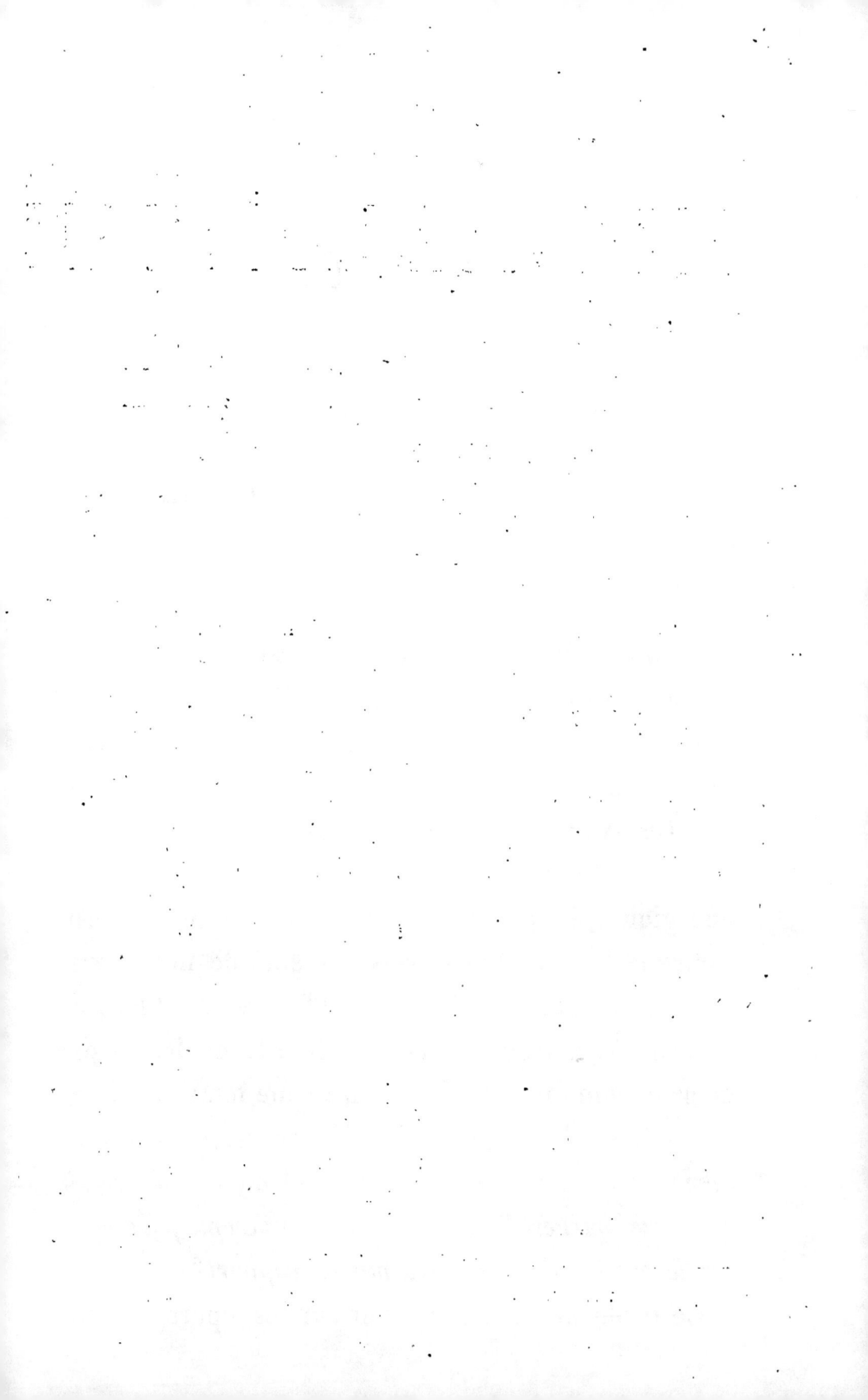

PRÉFACE.

Le but de la médecine est de conserver à l'homme
la santé et de la lui rendre quand il l'a perdue. Mais
la santé n'étant autre chose que l'harmonie des forces
qui constituent l'être vivant, comment l'art de guérir et
de préserver pourrait-il accomplir sa haute mission
tant qu'il néglige les forces les plus essentielles, les plus
énergiques, les plus importantes de l'économie, c'est-
à-dire celles qui sont la raison même de notre existence et de tous nos efforts pour l'entretenir? La voie
du progrès se trouve donc fermée à la médecine par
ce problème radical, qui est en même temps l'énigme
fatale de la philosophie : *Quelles sont les propriétés de
l'âme, quelle est la loi des relations du moral avec le
physique, quel est l'agent intermédiaire au moyen duquel
ces deux pôles de la vie sont mis en rapport?*

Ce triple problème portant sur les opérations les

plus intimes de la vie et sur ses principes les plus
subtils, ne peut, comme toutes les questions les plus
délicates et les plus intéressantes de la physiologie,
être résolu que par la voie de l'analyse expérimentale. Mais les moyens d'expérimentation paraissaient
faire ici complétement défaut. Ces moyens inespérés,
on les trouve enfin, et la découverte immense qui
vient écarter ainsi le principal obstacle au développement de la médecine, qui vient la tirer de son insuffisance, la relever de son abaissement, et étendre son
empire sur la connaissance tout entière de l'homme,
la médecine la repousse, comme elle a invariablement repoussé à leur apparition les découvertes les
plus précieuses qui sont venues successivement l'en-
richir.

Cependant cette proscription systématique pourrait
avoir aujourd'hui une conséquence plus grave que de
retarder l'évolution des connaissances médicales, elle
pourrait les faire reculer et les ramener en peu d'années à leur point de départ.

Ces procédés de physiologie expérimentale transcendante, après s'être loyalement offerts à la médecine scientifique et officielle et avoir été rejetés avec
dédain, sont tombés dans le domaine de la multitude.
L'empirisme et la superstition s'en sont emparés, et
ils se préparent maintenant à s'en faire une arme terrible contre la science. Depuis quelques années, des
faits étranges sont signalés de toutes parts. Le public

les examine, il en aperçoit la portée, et il s'en montre tous les jours plus préoccupé et plus ému. Les savants, consultés, reculent devant une franche et honorable rétractation; pour éviter de reconnaître ce qu'ils ont si longtemps méconnu, ils prennent le parti désespéré de se renfermer dans un système de dénégation et de refus d'examen. Mais que les savants y prennent garde : nier obstinément ce qui éclate aux yeux de tout le monde, c'est se condamner à être pris pour des aveugles.

Serait-il raisonnable d'espérer que le monde voudrait continuer sa confiance à des guides en qui il aurait trouvé moins de clairvoyance encore qu'il n'en possède lui-même? Et nos connaissances expérimentales et rationnelles, qui sont la plus grande richesse qu'ait possédée dans aucun temps l'humanité, comment échapperaient-elles au discrédit et à l'abandon de leurs oracles?

Frappé de la gravité de cette situation, dont il m'a été facile de me rendre compte en Amérique, où les documents publics portent à plusieurs centaines de mille le nombre des adeptes du *merveilleux* appartenant aux classes éclairées, je me donnai la tâche de tirer mes confrères de leurs funestes illusions. J'ai parcouru dans ce but une partie de l'Europe en 1853, et deux ans après j'ai publié à Paris un travail (1)

---

(1) *Électro-dynamisme vital, ou les relations physiologiques de l'esprit et de la matière, etc.* Paris, 1855, in-8°.

dont le titre dit assez l'esprit et la tendance. Je m'étais proposé de démontrer que ces choses étranges dont notre époque est témoin, choses que les ignorants appellent des prodiges, et que les savants, tout aussi peu judicieux, appellent des fables, forment un ordre spécial de phénomènes biologiques, rares il est vrai dans leur manifestation spontanée, mais susceptibles d'être reproduits à volonté à l'aide de certains moyens d'expérimentation, et méritant par cette raison d'être mis au rang des faits avérés et rigoureusement scientifiques.

Je m'étais attaché à faire voir que ces faits ne viennent pas seulement accroître les ressources de la thérapeutique et de la chirurgie, mais qu'en outre ils éclairent les questions biologiques les plus élevées et les plus obscures, et mettent la science certaine en possession de ces hautes régions de l'histoire naturelle et de la culture de l'homme, où le dogmatisme ténébreux et le stérile empirisme ont régné seuls jusqu'à ce jour; qu'ils ne viennent pas seulement apporter l'ordre dans le chaos de la médecine, mais qu'ils viennent constituer l'intégralité et l'unité de la philosophie positive, en ramenant à une même loi supérieure les manifestations de l'ordre physique et les manifestations de l'ordre moral, en créant un lien entre la psychologie et la physiologie dans la science jusqu'ici à peine entrevue des forces nerveuses, en constituant une médecine intégrale dont la morale devient l'un des deux grands aspects, et en faisant de la théologie elle-même une division transcendante de la biologie.

Enfin je m'efforçais d'établir que le devoir de la science envers elle-même et envers les hommes est de saisir l'occasion unique qui lui est offerte de porter le coup de grâce à l'hydre de la superstition, au moment même où celle-ci relève ses têtes monstrueuses et s'apprête à pénétrer dans les domaines de la raison pour les ravager.

Diverses circonstances, entre autres l'altération de ma santé, m'empêchèrent de poursuivre cette œuvre. Mais quelques paroles prononcées du haut de l'Institut de France par un célèbre chirurgien ont réalisé en quelques jours ce que n'avaient pu accomplir les longs et laborieux efforts d'un homme obscur. J'avais entrepris d'intéresser le monde médical à des questions pour lesquelles il n'avait eu jusque-là que des préventions et des répugnances; l'illustre introducteur de l'*hypnotisme* à l'Académie leur a conquis par son patronage l'attention et l'intérêt du monde entier. C'est alors que j'ai été arraché à mon asile des champs par le désir de mettre mon expérience au service des hommes éminents qui venaient de prendre en main la cause à laquelle je m'étais voué depuis tant d'années. Mais une pénible surprise m'attendait à Paris. J'apprends, en arrivant, que les champions de l'hypnotisme n'ont fait que paraître, ont tourné bride, et sont rentrés précipitamment sous leurs tentes.

Cette reculade imprévue était sévèrement appréciée par le public. Quant à moi, je me plus à croire que ces Messieurs n'avaient fait retraite que pour revenir bientôt avec de nouvelles et meilleures armes reprendre une lutte dont sans doute ils avaient d'abord mal calculé les difficultés. Toutefois, je ne crus pas devoir les attendre pour m'acquitter de mon propre devoir. Grâce à l'accueil qui me fut fait par le Cercle de la Presse scientifique, j'ai pu exposer, pendant deux mois, mes démonstrations théoriques et mes expériences devant un public nombreux et choisi dont le bienveillant intérêt m'a soutenu jusqu'au bout.

Les chaleureux encouragements accordés à mes conférences par des juges aussi éclairés m'ont fait penser qu'il pouvait être utile de donner à ce cours une publicité plus étendue. Tel est l'objet du livre que je présente aujourd'hui. Je me suis proposé d'en faire un manuel d'hypnotisme remplissant toutes les conditions d'un ouvrage de ce genre. Je fais d'abord l'historique de la découverte de Braid, j'analyse ensuite les phénomènes et les procédés qui la constituent, et j'entre dans une série de considérations psychologiques, physiologiques et médicales ayant pour but d'expliquer ces phénomènes et ces procédés par les données positives de la science. Enfin je consacre de longs développements à l'examen des applications utiles de l'hypnotisme, je rapporte un grand nombre d'observations authentiques consignées dans divers écrits, et j'expose en détail les règles d'une instruction pratique destinée à mettre chacun en état d'expérimenter à son tour et de s'éclairer par son expérience personnelle, ainsi qu'à faciliter la production des faits hypnotiques et à les multiplier au point qu'il ne reste, en ce qui les concerne, aucune excuse à l'ignorance, aucun prétexte à la mauvaise foi.

Cette nouvelle publication voit le jour sous de plus heureux auspices que la première ; j'ose espérer qu'elle rencontrera un accueil non moins favorable. Alors tout était à faire pour les pionniers ; aujourd'hui, grâce au secours inattendu que la chirurgie française est venue leur prêter, la tâche est moins pénible : le sol de la médecine est débarrassé des préjugés les plus épineux dont il était naguère hérissé. La question de l'hypnotisme, après avoir rapidement franchi la période d'engouement et subi une éclipse passagère, est entrée dans sa phase de développement régulier. Sans doute, l'Académie n'est pas encore sortie du silence mystérieux dont a été suivi si subitement le bruyant émoi soulevé dans son sein par la communication de M. Velpeau ; mais des travaux du caractère le plus sérieux s'accomplissent en dehors d'elle, et réussiront tôt ou tard à modifier une attitude qui ferait regretter l'époque des Riolan et des Guy Patin ; car il y a pour les vérités nouvelles quelque chose de plus redoutable que la persécution, c'est la conspiration de l'inertie.

Un moment interrompu par ceux qui l'avaient provoqué, le débat a été dignement rouvert par un mémoire de MM. les docteurs Demarquay et Giraud-Teulon. Depuis, un autre médecin distingué, M. le docteur Gigot-Suard (de Levroux), a fait paraître un long recueil d'observations précieuses, et enfin l'un des principaux représentants de la presse savante, M. Louis Figuier, vient de publier le troisième volume de son *Histoire du merveilleux dans les temps modernes,* important ouvrage où la grande question qui nous occupe a été posée hardiment et dans ses véritables termes.

Les plus timides sauront profiter, je l'espère, de ces exemples encourageants, et ne tarderont pas à revenir sur un premier mouvement d'hésitation. Faire taire leurs convictions plus longtemps serait méconnaître les devoirs de l'honneur et de la probité scientifiques, et se préparer à coup sûr des regrets tardifs.

Villa Beaujon, juin 1860.

COURS

THÉORIQUE ET PRATIQUE

DE BRAIDISME

OU

HYPNOTISME NERVEUX.

PREMIÈRE CONFÉRENCE.

Post tenebras lux.

Le merveilleux à l'ordre du jour de la science positive. — L'empirisme
et la superstition, berceau commun de toutes les sciences. — Mesmérisme et Braidisme. — Découverte et progrès du Braidisme. — Le
Braidisme empirique chez divers peuples anciens et modernes.

MESDAMES ET MESSIEURS,

J'ai à vous entretenir de faits singulièrement remarquables. Hier encore, les hommes sérieux n'en parlaient
qu'avec mépris ou tout bas; aujourd'hui, par un retour
subit de fortune, ces faits ont le privilége d'exciter au plus

1

haut degré l'intérêt du monde savant et de le provoquer à d'actives recherches. Grâce à l'initiative hardie de quelques jeunes membres de l'enseignement médical, ils entrent enfin dans la science officielle, aux portes de laquelle ils frappaient en vain depuis cinquante ans. Honneur donc à ces intelligents professeurs! Par eux la médecine vient d'annexer à ses domaines toute une région nouvelle destinée peut-être à devenir sa plus belle et sa plus riche possession. Mais, en même temps, gloire aux enfants perdus du progrès! plus dévoués que prudents, ceux-ci n'ont pas attendu, pour entrer en lice, que les chances du combat se fussent prononcées, et, jaloux de léguer à l'humanité une vérité salutaire, ils ont traversé de longues épreuves sans défaillance.

Toutes les sciences vraiment dignes de ce nom, c'est-à-dire qui nous présentent des ensembles systématiques de vérités rigoureusement établies par l'expérience et le raisonnement et susceptibles d'applications utiles, toutes ces glorieuses connaissances eurent pour berceau le ténébreux sanctuaire de la superstition; toutes, à leur origine, furent des *sciences occultes*. L'esprit philosophique a mis des siècles d'efforts à les débarrasser des entraves de l'hypothèse mystique, qui de tout phénomène fait un prodige, et dans tout effet ne veut voir d'autre cause que l'action immédiate d'une volonté arbitraire, d'une puissance extra-naturelle et insondable, vrai *Deus ex machinâ* dont les souveraines fantaisies seraient le code entier de la Nature. Plusieurs d'entre elles n'ont dépouillé ces langes de leur enfance que depuis deux cents ans à peine, et il en est une qui n'a pu parvenir encore à s'en dégager.

Les faits que constate cette science occulte de notre temps, et les procédés qu'elle emploie, ont été observés ou mis en œuvre aux époques les plus reculées et chez tous les peuples. Ils furent étudiés par les plus grands penseurs de l'antiquité, et ils ont préoccupé vivement les premiers fondateurs de la science moderne, sans en excepter Bacon, l'illustre père de la critique expérimentale. Au dix-huitième siècle, la philosophie apporte son immortelle revendication en faveur des droits imprescriptibles et illimités de la raison humaine. Mais l'excès de son zèle l'entraîne au delà du but : rencontrant ces faits d'un ordre entièrement à part, faits entièrement inexpliqués et généralement réputés inexplicables, elle voit en eux comme un démenti à sa proposition : devant l'impossibilité morale de répudier celle-ci, elle rejette ceux-là. Elle n'avait pas compris qu'un problème, quelque inaccessible à l'intelligence qu'il puisse paraître d'abord, ne suppose point une infirmité native de la raison, mais simplement notre ignorance ou l'imperfection de nos moyens d'analyse.

En tout cas, les faits sont des faits quand même, et l'on ne saurait imaginer une prétention plus ridicule que d'exiger qu'ils se dénaturent ou disparaissent pour faire place aux capricieuses créations de nos théories préconçues. La sentence du dix-huitième siècle doit donc être rapportée : il est temps que la science positive ouvre aux explorations de ses chercheurs exercés cette terre du merveilleux dont les richesses lui étaient inutilement signalées par de nombreux éclaireurs, mais dans laquelle elle s'obstinait à ne voir que le pays fabuleux des chimères. Que la méthode expérimentale et rationnelle porte donc hardiment son flambeau dans les ténèbres du merveilleux : cette nuit, chère et propice aux hiboux de l'intelligence, mais désespérante pour le philosophe, se dissipera ; à la place de ses fantômes évanouis, nous verrons apparaître tout un ordre nouveau de phénomènes biologiques, et peut-être le mystère de la vie se trouvera éclairé jusque dans ces profondeurs si sombres où vont se perdre toutes les sources de la vérité.

Un trouble de l'innervation pouvant s'étendre depuis la suppression apparente de toute activité nerveuse jusqu'à une exaltation excessive et jusqu'à des modifications surprenantes et énigmatiques de la sensibilité, de la pensée et de la motricité, tel est le caractère général du phénomène que nous aurons à considérer dans son essence physiologique et dans les moyens artificiels à l'aide desquels on réussit à le provoquer. Cette manifestation saisissante des virtualités cachées de la nature humaine était le fondement du culte dans l'antiquité ; elle entoura de son prestige l'autorité sacerdotale et elle fut la voix des oracles. Elle constituait le fond de la médecine secrète des brahmanes, des thérapeutes, des Asclépiades, des médecins mystiques de l'École d'Alexandrie. Par elle s'expliquent la plupart des prodiges attribués aux thaumaturges anciens et modernes, profanes et sacrés ; elle fournit une confirmation expérimentale des récits qui occupent une place si considérable dans les annales du moyen âge touchant les œuvres des enchanteurs, des magiciens et des sorciers; elle est la justification du mesmérisme et la condamnation de ses aveugles ou trop clairvoyants détracteurs.

Au seizième siècle, l'esprit critique entreprend l'examen de ce mystérieux phénomène; Cardan, Maxwell, Wirdig, Paracelse, Van Helmont, s'efforcent de le faire entrer dans les cadres de la physique générale. Plus tard, les investigations de ces hommes de génie sont reprises par Mesmer, qui doit partager avec eux le mérite d'avoir exposé au grand jour de la discussion scientifique tout un ordre de faits naturels obscurcis jusque-là et frappés de stérilité par le mysticisme.

Cette étude a été poursuivie depuis sans interruption, et il y a un certain nombre d'années qu'elle passionne la multitude; mais les savants s'en détournaient avec mépris et comme s'ils redoutaient d'en recevoir une souillure; à eux dès lors toute la faute si des recherches aussi graves, aussi élevées, dont le devoir leur incombait tout entier, ont souvent été compromises par le zèle de l'ignorance ou par d'indignes spéculations; si elles se sont traînées si longtemps à tâtons à travers les dédales de l'empirisme, ou si tant de fois elles se sont égarées dans les aberrations de la fantaisie.

Nous devons constater cependant que quelques notabilités, dans la médecine et dans les sciences naturelles, avaient osé braver l'interdit jeté sur ce champ d'exploration par la routine scientifique.

Ces honorables dissidents, vous les avez aperçus dans les chaires de la Faculté, à l'Académie de médecine, et jusque sur le siége de son président. Les noms honorés de MM. Jules Cloquet, Rostan, Husson, Lordat, se présentent naturellement à vos esprits. Parmi les étrangers, nous ne manquerions pas d'illustrations à vous citer. Ce serait, pour l'Allemagne, un chimiste distingué, M. de Reichenbach; un médecin éminent, M. le docteur Frank, et plusieurs médecins renommés de l'Académie de Berlin. La Belgique nous désignerait M. Jobard, qui est, malgré beaucoup d'esprit, un savant consommé. De l'autre côté du détroit, nous signalerions le docteur Gregory, élève de Liebig et professeur estimé de l'université d'Édimbourg; le docteur Elliotson, un des praticiens les plus considérés de Londres, qui sacrifia volontairement à ses nouvelles convictions médicales une des plus riches clientèles de cette métropole; le docteur Esdaile, qui fut pendant longtemps, et jusqu'à sa mort, à la tête des principaux hôpitaux de Calcutta. L'Italie nous présenterait plusieurs de ses habiles physiologistes; l'Amérique nous offrirait son grand chimiste, le vénérable docteur Hare, dont les nombreuses découvertes ont considérablement contribué aux progrès de la chimie et de la physique.

Mais la foi proscrite n'avait pas seulement quelques rares confesseurs dans la science officielle, elle y comptait surtout des Nicodèmes en grand nombre. Si mes renseignements sont exacts, la moitié des membres de l'Académie de médecine appartenaient à cette dernière catégorie, à leur insu réciproque, et parmi eux se rencontraient deux des professeurs les plus en renom de l'École de Paris.

Enfin, une crise inattendue vient changer subitement la face des choses : MM. Azam et Broca, professeurs agrégés et chirurgiens des hôpitaux, signalent à l'Académie de médecine les propriétés anesthésiques de l'*hypnotisation :* l'Académie, dont l'innocence ne soupçonne aucune fraude, accueille favorablement cette « étonnante découverte ! » Mais la nouvelle venue n'était autre chose pourtant qu'une intruse de vieille connaissance qui n'a pas été reconnue sous son déguisement perfide, et que M. Velpeau lui-même, trompé comme tout le monde, s'était empressé de couvrir de son rassurant patronage. La marchandise prohibée entre donc en franchise sous un nouveau pavillon, et, sous prétexte d'*hypnotisme,* les savants officiels peuvent maintenant, sans risquer leurs emplois ou leur considération, se livrer ouvertement à l'étude du merveilleux ; ils peuvent, sans témérité et sans héroïsme, publier, comme résultats de leurs observations personnelles, une multitude de faits qui, *de par la science,* n'étaient que d'absurdes fables il y a six mois. Déjà les feuilles médicales les plus accréditées font les honneurs de leur première page à maintes communications dont, à une autre époque, elles auraient volontiers envoyé les auteurs aux Petites Maisons.

Une révolution dans notre régime scientifique s'est donc accomplie ; réjouissons-nous-en, Messieurs, avec tous les vrais amis des lumières et de l'humanité : le génie des découvertes, si actif à notre époque, commençait à trouver trop étroit pour ses ailes qui croissent sans cesse, le cercle où il était renfermé ; on vient de lui ouvrir une sphère plus large dans laquelle il pourra prendre tout son essor.

Est-il vrai que, par une action d'essence inconnue, mais émanant tout entière de la vitalité humaine, l'homme puisse affecter sa propre organisation ou celle de son semblable de manière à altérer le mode régulier de ses fonctions diverses et à modifier leur activité à tous les degrés possibles? De tout temps on a rapporté des faits qui répondent à cette question par l'affirmative. Cependant la nature singulière de ces faits, leur rareté, qui rendait leur constatation difficile, et, d'autre part, les rapports intimes qui les rattachent au mysticisme, avaient fourni aux savants un prétexte pour les rejeter comme des erreurs populaires entretenues par les fraudes du charlatanisme ou par la superstition. Mais aujourd'hui, des expériences sans nombre répétées de tous les côtés et attestées par les hommes les plus honorables et les plus compétents, établissent la réalité de ces choses par un tel déluge de preuves, qu'il devient puéril et ridicule de les mettre en doute.

Par la révélation qu'ils nous apportent de tout un ordre transcendant de propriétés vitales encore ignorées de la science, par les applications utiles dont ces propriétés se montrent susceptibles, ces faits ont une importance sans égale pour l'anthropologie en général, et spécialement pour la physiologie et la médecine. Ils méritent donc, au plus haut degré, d'être étudiés par les procédés rigoureux de l'analyse scientifique. Nous avons fait cette étude, et nous venons vous en exposer les résultats.

L'objet dont nous avons à nous occuper nous représente une série fort nombreuse de phénomènes; mais ils ont tous, comme nous l'avons déjà constaté, le même caractère fondamental, un trouble particulier de l'innervation, et leur variété correspond à la variété des fonctions nerveuses. Or l'étude de ces effets est inséparable de celle des procédés artificiels au moyen desquels on les obtient, et ces procédés sont divers. Ils se partagent en deux grandes méthodes collatérales que le public est habitué à distinguer par les dénominations de *magnétisme animal* et d'*hypnotisme*. Mais ces désignations sont inexactes : la première, parce qu'elle implique une théorie litigieuse; la seconde, parce qu'elle donne faussement à entendre que le caractère essentiel et constant des phénomènes qu'elle représente est le sommeil. Afin d'éviter l'inconvénient de semblables dénominations, nous croyons devoir leur substituer respectivement celles de MESMÉRISME et de BRAIDISME, suivant en cela une règle déjà consacrée dans les mots classiques de *galvanisme, voltaïsme, faradisme*, etc.

Le mesmérisme repose sur une hypothèse qui attribue à la volonté le pouvoir de chasser au delà de la périphérie du corps l'influx nerveux qu'elle pousse dans les nerfs du mouvement, et de diriger cette force à travers l'espace sur les êtres vivants qu'elle se propose d'affecter. Quelques-uns des effets mesmériques nous semblent justifier cette supposition d'une manière absolue; il en est d'autres qui peuvent trouver leur explication en dehors d'elle. Du reste, c'est là une question que nous n'avons pas à débattre ici. Nous passons donc à l'examen de la méthode braidique, auquel sont exclusivement consacrées ces conférences.

En 1841, M. BRAID, chirurgien écossais établi à Manchester, ayant été témoin d'expériences mesmériques faites dans cette ville par M. LAFONTAINE, présuma que les résultats obtenus pouvaient avoir pour véritable et unique cause, non le *fluide magnétique animal*, mais la *fixité du regard et de l'attention* provoquée tout naturellement chez les sujets par la longue série des mouvements uniformes que la main de l'opérateur exécute en passant et repassant continuellement devant leurs yeux, et qui constituent ce que l'on désigne par le nom de *passes magnétiques*.

Mais laissons M. Braid nous exposer lui-même sa découverte. Je traduis :

« Mes premières expériences furent conçues en vue de prouver la fausseté de la théorie magnétique, qui veut que les phénomènes du sommeil provoqué soient l'effet de la transmission de l'opérateur au sujet de quelque influence spéciale émanant du premier pendant qu'il fait des attouchements sur le second avec le pouce, qu'il le regarde fixement, qu'il dirige la pointe des doigts vers ses yeux, et exécute des passes devant lui. Il me parut que j'avais clairement établi ce point après avoir enseigné aux sujets à s'endormir eux-mêmes en fixant un regard attentif et soutenu sur un objet inanimé quelconque. Ce n'étaient pas seulement quelques rares individus qui tombaient ainsi dans le sommeil dès le premier essai ; dans une occasion, en présence de huit cents spectateurs, 10 adultes mâles sur 14 furent affectés de la même façon. Tous avaient commencé l'expérience à la fois, les uns en tournant les yeux sur un bouchon assujetti sur le front et faisant saillie en avant, les autres en dirigeant la vue sur des points fixes pris dans la salle. Au bout de dix minutes, les paupières de dix de ces sujets se trouvèrent closes involontairement. Quelques-uns avaient conservé la connaissance, d'autres étaient tombés en catalepsie, certains étaient insensibles aux piqûres d'une épingle, et plusieurs avaient oublié au réveil tout ce qui leur était arrivé pendant qu'ils dormaient. De plus, trois personnes de l'auditoire s'endormirent à mon insu en suivant le même procédé, qui consistait à tenir les regards attachés sur un point de la salle. » (*Magic, witchcraft, animal magnetism, hypnotism, and electrobiology, by* James Braid, M. R. C. S. Edin. C. M. W. S., etc. third edition, p. 57. A Londres, chez John Churchill, et à Paris, chez Fowler, Palais-Royal.)

La part indirecte prise par M. Lafontaine à l'avénement de l'hypnotisme, dont il a été, je suppose, le premier historien, lui donne le droit d'être entendu à son tour. Voici ce que nous lisons dans l'*Art de magnétiser,* par Charles Lafontaine, chez Germer-Baillière, p. 262) :

« Le docteur Braid, après avoir assisté à mes séances et vu les effets que j'y produisais, voulut aussi se faire un nom et devenir le créateur d'un nouveau système, d'une nouvelle découverte. Bientôt il se mit à magnétiser positivement lui-même, tout en niant le magnétisme et en

attribuant toujours à des causes différentes les effets
qu'il produisait à l'aide du magnétisme même.

» Le docteur Braid pose un bouchon sur le front, qu'il
maintient par un ruban autour de la tête; il fait regarder
le bouchon par le sujet, qui est ainsi forcé d'avoir les
yeux en l'air; tous les nerfs et tous les muscles se fati-
guent, la vue se trouble, la paupière tombe, et pour un
instant ne peut être relevée. M. Braid cherche alors à
prouver par des expériences que les sujets sont dans un
état semblable à l'état magnétique. »

Ici se place le récit d'une série d'expériences que
M. Lafontaine institua, à son tour, pour démontrer l'ina-
nité de celles de son adversaire. M. Lafontaine ayant
suivi les procédés recommandés par ce dernier, n'en
aurait obtenu que des effets insignifiants. Pour qui s'est
rendu compte des moyens d'action du braidisme, ce
résultat négatif n'a pas lieu de surprendre de la part
d'un expérimentateur aussi mal disposé pour son instrument. M. Lafontaine ajoute :

« Cependant M. Braid continua ses expériences; mais
afin d'avoir des effets positifs, il magnétisa à l'aide d'un
tube de verre, pour avoir l'air de ne pas le faire, et
tout en attribuant les effets qu'il produisait à toute autre
cause que le magnétisme. Malgré cela, son système tomba
pour ne plus se relever. »

M. Lafontaine, en cette circonstance, n'a pas fait preuve
du don de prophétie; il s'en réjouira lui-même, nous
n'en doutons pas. Les observations auxquelles il a été à
même de se livrer depuis qu'il écrivait ces lignes, ne
peuvent manquer d'avoir modifié son jugement. Au

lieu de nier la découverte de son loyal antagoniste de Manchester, qu'il se félicite donc plutôt d'avoir fourni l'occasion d'une aussi heureuse trouvaille dont les mesméristes, et il est assurément l'un des plus habiles, sont mieux placés que personne pour apprécier et utiliser les avantages.

D'autre part, il n'est pas moins certain pour nous que M. Braid a tort de contester la réalité de tous ceux des effets attribués au mesmérisme qu'il est impuissant à reproduire par l'emploi de ses procédés à lui, ou à expliquer par ses hypothèses. Nous sommes même étonné qu'un aussi bon esprit ait persisté si longtemps dans ce qui nous paraît à nous une erreur palpable.

Un habitant de la Nouvelle-Angleterre, M. Grimes, était conduit vers 1848, nous ne savons au juste par quelle voie empirique ou théorique, à des résultats analogues à la découverte de M. Braid, avant d'avoir eu, à ce qu'il paraît, connaissance de celle-ci.

J'ignorais moi-même, jusque dans ces derniers temps, les travaux de l'ingénieux chirurgien écossais. J'ai vivement regretté, depuis, la lacune que cette ignorance a laissée dans mon livre *Électro-dynamisme vital,* où je me fusse fait un plaisir autant qu'un devoir de constater les droits de l'inventeur, tout en utilisant son œuvre au profit de la mienne. J'avais bien, il y a une douzaine d'années, en parcourant l'ouvrage de M. Lafontaine, remarqué le passage dont je viens de vous donner lecture; mais la manière dont les faits y sont présentés m'avait empêché de leur accorder l'attention qu'ils méritent, et je les avais totalement perdus de vue.

L'*Électro-biologie* (tel est le nom fort mal choisi que
M. Grimes a donné à sa méthode) n'est en réalité qu'un
développement de l'*hypnotisme*. Elle présente avec lui
cette remarquable différence, et en même temps a sur lui
cet avantage, qu'elle découvre dans la plupart des
sujets en apparence réfractaires à l'action du procédé
de M. Braid, une modification latente développée chez
eux par cette application; et cette modification permet
de déterminer sur des personnes éveillées toute la série des effets nerveux que les hypnotistes ne cherchent
que chez des individus plongés préalablement dans un
sommeil plus ou moins profond. Ce qui caractérise encore l'électro-biologie, c'est que, tandis que M. Braid,
ou plutôt ses nouveaux disciples français, demandent
l'effet désiré à la spontanéité de l'état hypnotique,
M. Grimes et ses imitateurs savent le provoquer à volonté en mettant en jeu l'influence de la *suggestion
vocale*. Cette propriété merveilleuse de l'organisation,
qui permet à une volonté étrangère de diriger nos idées,
et, par ses idées suggérées, de modifier nos passions,
nos sensations, notre motricité, et jusqu'à l'exercice de
nos fonctions organiques, n'avait pas sans doute été
étudiée d'une manière approfondie et pleinement uti-
lisée avant les électro-biologistes; cependant le sa-
gace inventeur de l'hypnotisme l'avait entrevue dans
cette observation bien curieuse que les attitudes imprimées par lui au corps de ses hypnotisés faisaient apparaître chez ceux-ci les états de l'âme dont ces attitudes
sont l'expression naturelle. Ainsi, en faisant prendre
à ses sujets l'attitude de la prière, il excitait en eux

le sentiment religieux; s'il étendait horizontalement leur bras, en supination et le poing fermé, et inclinant légèrement leur tête en avant, il voyait leur visage prendre une expression menaçante, et bientôt après ils se jetaient avec fureur sur des antagonistes imaginaires.

Je n'ai pu découvrir les écrits originaux où M. Grimes a consigné sa doctrine; je ne la connais que par un résumé très-succinct qui en a été donné par un M. Stone, de Boston, en tête d'un opuscule sur l'électro-biologie qu'il a fait paraître à Londres en 1852, et qui est un abrégé du livre publié sur cette matière par un autre Américain, M. J.-B. Dods. Ce dernier ouvrage, malgré ses défauts, mérite d'être consulté; il porte pour titre : *The Philosophy of electrical Psychology,* etc.; il a été édité par Fowler and Wells, à New-York. Il se compose de douze *lectures* prononcées par l'auteur devant le congrès des États-Unis, sur une invitation semi-officielle signée de sept membres du sénat, parmi lesquels figurent deux grandes illustrations. Voici la traduction de cette pièce; elle constitue un document assez curieux pour l'histoire de cette branche nouvelle de la science qui nous occupe ici; elle offre en même temps un trait intéressant et très-caractéristique des mœurs américaines :

« Washington, 12 février 1850.

» Au docteur Dods :

» Cher monsieur, ayant entendu parler de la manière la plus avantageuse des expositions faites par vous, dans différentes parties de l'Union, sur la « psychologie élec-

trique », une branche de la science qui traite, dit-on,
de la théorie des maladies et de l'action réciproque de
l'*esprit* et de la *matière,* nous serions heureux que vous
voulussiez donner une de vos lectures sur ce sujet,
dans cette ville, aussitôt qu'il vous serait possible. La
salle des Représentants, si l'on peut se la procurer,
serait, quant à la commodité des membres du Congrès
et du public en général, un lieu convenable pour y
prononcer votre discours.

» A vous sincèrement,

» Geo. W. Jones,   Tho. J. Rusk,
» John P. Hale,   Sam. Houston,
» H. Clay,   H. S. Foote,
» Dan. Webster. »

L'électro-biologie a été propagée aux États-Unis par
une multitude de professeurs dont la plupart n'étaient
malheureusement pas à la hauteur d'une mission scientifique. Il s'est trouvé parmi eux des médecins et
des ecclésiastiques. S'il faut en croire des rapports
dont sans doute il est souvent très-difficile de vérifier
l'exactitude, mais dont plusieurs néanmoins reposent
sur des attestations qu'il ne paraît pas possible de
récuser, l'électro-biologie a été appliquée avec le succès le plus surprenant à produire l'insensibilité dans
les opérations chirurgicales, ainsi qu'au traitement des
maladies. Nous voyons depuis plusieurs années, dans
les journaux américains, les réclames d'un dentiste
de Boston, annonçant que, dans sa pratique, cet

anesthésique moins dangereux est substitué au chloroforme.

L'électro-biologie a pénétré en Angleterre vers 1850. Le docteur Darling y fut un de ses premiers propagateurs. Le retentissement qu'elle y produisit couvrit un moment la renommée moins bruyante de M. Braid. Néanmoins ceux qui étaient au courant des résultats obtenus depuis près de dix ans par ce dernier ne pouvaient s'empêcher de reconnaître que ce produit américain de création récente ne différait essentiellement en rien, malgré sa supériorité à certains égards, de l'œuvre déjà ancienne issue du génie britannique. Dès lors, sans contester l'originalité de la découverte de « l'électrobiologie », mais parce que cette découverte était postérieure de plusieurs années à celle de « l'hypnotisme », il parut raisonnable d'envisager les deux procédés comme deux états progressifs d'un seul et même art, dont la paternité serait dévolue à M. Braid. Tel fut le jugement de la presse médicale des trois royaumes, qui n'a jamais cru déroger en s'occupant de l'un des événements les plus considérables qui se soient encore produits dans les annales de la sience. Les savants les plus distingués de l'Angleterre ont étudié avec soin les expériences de M. Braid et des électro-biologistes; ils ont constaté la réalité des phénomènes que ces expériences mettent en lumière, et en ont proclamé hautement et consciencieusement l'importance en hommes sans peur et sans reproche, en savants moralement dignes de ce nom. Nous citerons parmi eux les professeurs de médecine : J. H. Bennet, Simpson, Carpenter, Alison,

Gregory, etc.; le docteur Holland, médecin de la reine, l'éminent physicien sir David Brewster, le psychologiste Dugald Stewart, etc., etc.

Les observations de ces messieurs ont été publiées dans des écrits particuliers ou dans des recueils périodiques, au nombre desquels nous pouvons mentionner le *Medical Times,* le *British and Foreign medico-chirurgical Review* (octobre 1851), l'*Edinburgh medical and surgical Journal* (1850), le *Psychological Journal, Todd's Cyclopaedia of anatomy and physiology, prof. John Hughes Bennet's lectures, Letters to a candid Inquirer,* by prof. Gregory, *Elements of the philosophy of the human mind,* etc.

Les publications spéciales de M. Braid sont assez nombreuses, mais de peu d'étendue; elles portent le cachet d'un esprit positif, d'un savoir solide et du génie de l'observation; ses principaux écrits ont pour titre : *Neurypnology* (1843); *Observations on trance,* 1845; *Witchcraft, hypnotism, electro-biology,* 1852.

Celui qui a l'honneur de parler en ce moment devant vous appela l'attention des médecins et des savants sur les effets de l'électro-biologie, par des expositions orales et expérimentales faites en Belgique, en Suisse, en Algérie et à Marseille, pendant tout le cours de 1853. A la demande des nombreux élèves dont je m'honore, et dont plusieurs sont des médecins distingués, le sujet ébauché dans ces leçons fut développé dans un traité de longue haleine qui vit le jour à Paris en 1855.

M. le docteur Charpignon, médecin des prisons d'Orléans, avait écrit, plusieurs années auparavant, dans le

Journal du magnétisme, une série d'articles sur la *médecine d'imagination.* Ces études appartiennent à l'histoire du braidisme en France. D'autre part, M. Littré avait donné, dans son édition du Dictionnaire de Nysten, l'extrait d'une longue analyse des procédés, des expériences et des doctrines de M. Braid, contenue dans l'Encyclopédie anglaise de Todd. Les curieuses révélations de ce travail, dû à la plume du docteur Carpenter, avaient déjà été signalées en 1852, dans le journal *la Presse,* par M. V. Meunier, l'habile et courageux vulgarisateur. Enfin quelques comptes rendus de mon livre avaient paru dans les journaux de 1856. Là se bornait, ou à peu près, le contingent fourni par la presse scientifique française à une discussion qui, de l'autre côté du détroit, avait mis en émoi tout le monde médical.

Grâce à la lassitude de ses rares apôtres, grâce à la tiédeur de prosélytes trop préoccupés d'échapper à la gloire du martyre, grâce au conservatisme des gens dont *le siége est fait,* grâce à la rareté du courage moral, même parmi les médecins, grâce enfin à cette vérité qui n'est point neuve et n'est guère consolante, que l'amour de l'avoir l'emporte sur l'amour du savoir, la science nouvelle se reposait dans son berceau sous les voiles épais de l'oubli, quand MM. Azam et Broca sont venus tout à coup la mettre en honneur et remplir le monde de son nom. Ces messieurs ayant essayé de reproduire les expériences d'hypnotisme dont ils avaient lu la description dans Todd, se trouvèrent tout à coup aussi sorciers que M. Braid lui-même. Conduits immédiatement, par une logique de praticiens, des expériences de pure recherche aux applications utiles, ils eurent bientôt la satisfaction d'annoncer à l'Académie de médecine qu'ils venaient d'exécuter une opération chirurgicale, particulièrement douloureuse de sa nature, dans un état complet d'insensibilité obtenu par les procédés du braidisme.

Encore un trait à cette esquisse historique, et nous avons fini.

L'histoire des peuples et de leurs coutumes nous parle de certaines pratiques bizarres dans lesquelles on n'avait vu jusqu'ici que d'indéchiffrables énigmes, et qui maintenant nous apparaissent comme les débris dispersés d'un art antique dont M. Braid ne serait à vrai dire que le restaurateur parmi nous. Mais, ceci soit dit en passant, les adversaires déconfits de l'hypnotisme nous semblent avoir bien mauvaise grâce à nous apporter ces révélations tardives, dont le but n'est pas de nous instruire, mais de rabaisser le mérite des intrépides chercheurs qui ont su retrouver dans leur génie un trésor que la science avait perdu.

L'ascétisme contemplatif paraît avoir cherché dans la longue fixité du regard les voluptés de l'extase, comme d'autres ont demandé des enivrements analogues à l'opium et au haschisch.

Au rapport de Bernier, d'Anquetil Duperron, et de divers auteurs qui nous ont décrit les mœurs de l'Inde, la dévotion principale des *joguis* consiste dans une opération où il nous est impossible de ne pas reconnaître le fait fondamental du braidisme; c'est une hypnotisation par laquelle ces mystiques cherchent à s'*unifier à Dieu,* et qu'ils effectuent en tenant arrêté, pendant de longues heures, un regard imperturbable sur l'extrémité de leur nez ou sur un point imaginaire de l'espace.

Les moines chrétiens du mont Athos observaient les mêmes pratiques, avec cette seule différence qu'ils avaient adopté leur ombilic pour point de mire, d'où leur nom d'*omphalo-psychiens*.

Les Arabes de la secte d'Aïssa pratiquent des rites d'un caractère plus violent, mais dont l'efficacité n'a point d'autre principe, et dont les effets sont le délire et une anesthésie à la fois superficielle et profonde, ainsi que je l'ai pu vérifier moi-même.

On rencontre en Égypte des magiciens qui pratiquent la divination par le braidisme le mieux caractérisé : ils versent quelques gouttes d'une encre épaisse dans le creux de la main de celui qui les consulte en lui ordonnant de plonger sa vue dans ce miroir magique. Des visions s'ensuivent après une attente plus ou moins longue.

La foi, cette *vertu physiologique,* cette force mentale qui, ainsi que j'aurai à vous l'expliquer bientôt, est un des deux grands leviers de l'action braidique, joue également le premier rôle, comme chacun sait, dans la thaumaturgie religieuse. Elle a reçu pour cela le titre de *vertu théologale,* δύναμις θεολογική, ce qui, traduit dans le langage plus précis de la science, veut dire une *force* constitutive de notre être, dont la surexcitation peut exalter toutes nos facultés jusqu'à des degrés inconnus, et provoquer les plus étranges effets d'anesthésie et d'hypernévresthésie, et entre autres l'extase, laquelle, suivant les doctrines des brahmanes et celles de sainte Thérèse, élève l'âme jusqu'à Dieu, et, d'après le bouddhisme, peut nous faire goûter dès ce monde la béatitude suprême du nirvâna.

On a signalé dernièrement certaines pratiques en usage dans le vulgaire, qui rentrent encore dans le domaine du braidisme.

On dit que les femmes de Bretagne savent endormir leurs nourrissons en faisant briller au-devant de leurs yeux une petite boule de verre suspendue par un fil au ciel du berceau. Un café de Besançon possède sur le mur d'une de ses salles un clou miraculeux qui passe pour avoir la vertu de faire cesser le hoquet, pourvu que l'on arrête la vue pendant quelques instants sur sa tête luisante. M. l'ingénieur Latil, directeur des forges de Lobsann, nous a raconté lui-même qu'il s'était vu débarrassé d'un hoquet rebelle qui l'obsédait depuis plus de vingt-quatre heures, au bout de dix minutes de station contemplative devant cette précieuse amulette. Du reste, il paraît que ce clou n'est pas le seul de son espèce ; je tiens de M. le docteur Wright, professeur de zoologie à l'université de Dublin, que la recette du limonadier bizontin est en usage de temps immémorial dans les hôpitaux de l'Irlande, non pas précisément comme moyen d'arrêter les spasmes du diaphragme, mais comme succédané général de l'action somnifère et sédative de l'opium.

L'expérience d'hypnotisation sur des poules, dont la description a été trouvée dans un ouvrage du père Kircher, a été assez de fois rééditée par les journaux depuis quelques jours, pour que je me borne à la mentionner.

Le braidisme a la puissance fatale de toute grande innovation qui, après avoir mis en déroute ses ennemis, achève de les humilier en les poussant, je ne sais par quel mystérieux aiguillon, à se plonger dans la poudre des bibliothèques pour en exhumer avec un zèle fiévreux ses titres de noblesse, et à démontrer, par toute sorte de moyens, que ce qu'ils niaient hier encore comme impossible et absurde avait existé dans tous les temps. C'est ici le cas de répéter avec M. Braid cette réflexion consolante d'un judicieux auteur : « In the progress of improvements, it is always a good sign of their appreciation when attemps are made to rob the authors of the merit due to them. » — « C'est toujours le signe qu'une innovation commence à être appréciée, quand on essaye de dépouiller l'auteur du mérite qui lui appartient. »

DEUXIÈME CONFÉRENCE.

Ubi cogitatio, ibi fluxus.

Tableau des phénomènes braidiques. — Deux périodes et deux opérations distinctes dans la production de ces phénomènes. — *Hypotaxie*, ou modification fondamentale et préparatoire. — *État hypotaxique* idiosyncrasique, et état hypotaxique provoqué. — Moyens divers d'amener cet état, et théorie générale de leur action. — Physiologie de l'état hypotaxique. — Propriétés *anthypotaxiques* du charbon. — *Idéoplastie*, ou détermination des modifications spéciales préparées par l'hypotaxie. — L'*impression mentale*, agent de l'idéoplastie.

Toute doctrine ayant la prétention absurde d'assigner pour bornes à la nature l'horizon des connaissances actuelles, en lui disant : *Tu n'iras pas plus loin,* toute doctrine pareille, héritage des siècles de barbarie que la médecine n'a pas encore répudié, a une funeste conséquence pour les esprits qui suivent sa loi. Elle les emprisonne dans le cercle plus ou moins resserré des *idées reçues,* et les rend inaccessibles désormais à toute grande vérité nouvelle, à moins que cette vérité ne consente à se rétrécir, à s'amoindrir et à se mutiler, pour passer à travers les barreaux de cette prison de l'intelligence. C'est ce qui nous explique pourquoi le braidisme académique s'offre à nous dépouillé de ses plus riches attributs, et réduit aux proportions mesquines d'un simple procédé d'anesthésiation chirurgicale. La découverte de M. Braid a une tout autre importance que celle que viennent de lui reconnaître quelques chirurgiens français. Si ces messieurs ont, comme je n'en fais doute, l'ambition légitime d'être plus que n'indique un mot dont le sens étymologique (χείρ, main; ἐργόν, ouvrage) est identique à celui de manœuvre (manus, main; opus, ouvrage); s'ils prétendent en même temps au titre de médecins, de physiologistes et de philosophes, ils doivent reconnaître que ce succédané douteux du chloroforme n'est rien de moins que la conquête la plus vaste qu'aient encore réalisée ou entrevue la médecine, l'histoire naturelle et la philosophie.

Il résulte de plusieurs milliers d'expériences exécutées, soit par M. Braid ou ses disciples, soit par les électro-biologistes, en Angleterre, en France, en Amérique, et l'on peut dire dans les cinq parties du monde, il résulte de cette multitude d'expériences faites dans toutes les conditions de climat, de latitude, de race, etc., constatées et reproduites par les observateurs les plus rigoureux et les plus experts, et appuyées sur les attestations les plus respectables, que, par un emploi intelligent de l'action braidique, il nous est donné d'affecter profondément l'état physiologique de la grande majorité des individus de l'un et de l'autre sexe, et de déterminer chez eux, et à volonté, toute la série des modifications possibles correspondant à la série des fonctions nerveuses. Ces modifications sont toutes comprises dans les catégories générales dont voici l'énumération :

1° Résolution des muscles volontaires étendue à tout le système ou localisée sur une seule de ses divisions ; catalepsie ; contractions tétaniques ; contractions cloniques et mouvements coordonnés incoercibles ; élévation considérable de la puissance musculaire ;

2° Surexcitation ou anéantissement de la sensibilité générale, cette hyperesthésie et cette anesthésie pouvant s'étendre à tout le corps ou être circonscrites, suivant les besoins de la circonstance, à une partie plus ou moins restreinte, à un seul membre par exemple, à un bras, à une jambe, ou même à une seule phalange des doigts ; exaltation et suppression de la sensibilité spéciale ; perturbation de ses modes d'activité ; illusions des sens, les impressions reçues des agents extérieurs donnant lieu à une sensation étrangère à leurs propriétés : ainsi l'eau pouvant être prise pour du vin, et un objet à la température de l'air, mis en contact avec la peau, pouvant y produire la sensation d'un fer rouge ; enfin, de tous ces phénomènes le plus considérable et le plus surprenant, les perceptions objectives elles-mêmes paraissent avoir lieu au *sensorium,* en dehors de toute participation des organes externes de la sensation ;

3° L'énergie des facultés intellectuelles et des facultés morales stimulée ou affaiblie, et leur activité habituelle accrue dans une mesure indéterminée. Le goût de la musique, par exemple, le sentiment des sons et de la mesure, acquérant une délicatesse exquise chez l'organisation la moins musicale ; la mémoire la plus débile venant à être douée tout à coup d'une sûreté presque infaillible, ou bien à être entièrement troublée, ou accusant une lésion partielle et toute spéciale, comme l'oubli de certains noms, d'une certaine lettre de l'alphabet, d'une date, etc.

Les différents modes de la pensée, c'est-à-dire les diverses facultés de l'âme, pouvant être respectivement altérés à des degrés différents, il en résulte que leur activité relative sera susceptible d'être changée, et que, par suite, le type du caractère pourra subir une véritable transformation. Ainsi le tempérament colérique pourra s'affaisser jusqu'à la placidité, l'humilité faire place à l'arrogance, la fierté et la bravoure prendre possession d'un être jusque-là timide et pusillanime;

4° Tous les muscles involontaires affectés d'une manière analogue aux muscles de la vie de relation; la circulation précipitée ou ralentie, l'activité des fonctions sécrétoires, accrue ou diminuée; en un mot, toutes les opérations de la vie de nutrition plus ou moins profondément modifiées.

Ces propriétés du braidisme étant reconnues, notre esprit en déduit facilement les applications qu'elles comportent. Chacun devine l'immense parti qu'en peuvent tirer la chirurgie, la thérapeutique, la physiologie, la psychologie, l'éducation, et la morale elle-même.

Mais en même temps on se demandera, sans doute, si les procédés qui ont la vertu d'enfanter ces admirables résultats sont tellement parfaits, tellement bien connus, tellement éprouvés, qu'il soit raisonnablement permis de fonder sur eux d'aussi gigantesques espérances. Je me hâte de convenir que ces procédés sont encore dans un état d'imperfection rudimentaire, qui en rend le maniement difficile et l'efficacité variable. Mais il est plus que probable qu'ils sont, comme toutes les découvertes, destinés à parcourir l'évolution du perfectionnement. Avons-nous quelques raisons d'en douter tant que nous ignorons ce qui fait la puissance de ces moyens empiriques, tant que nous n'avons point discerné ce qu'ils ont d'essentiel et d'actif, et ce qu'il peut y avoir autour d'eux d'accessoires inertes; tant que, en un mot, il nous reste à pénétrer leur nature intime et la marche souterraine de leurs opérations? L'insuffisance réelle à certains égards de l'art nouveau dans son état actuel, insuffisance singulièrement aggravée toutefois par celle des expérimentateurs improvisés qui ont manqué de la modestie nécessaire pour se rendre justice, a été regardée par eux comme irrémédiable et sans espoir. Ce n'est pourtant qu'un simple problème que la science a tous les moyens de résoudre comme elle en a l'obligation. On va juger jusqu'à quel point nos propres recherches ont préparé cette solution désirable.

Le résultat final que l'on cherche dans l'emploi du braidisme, c'est-à-dire ces modifications spéciales et manifestes de l'économie qui peuvent remplir une indication de la chirurgie, de la thérapeutique, de la physiologie et de la psychologie expérimentales, en d'autres termes, qui peuvent avoir un but d'utilité pour l'individu ou présenter un objet de recherches scientifiques, ce résultat, dis-je, est le produit d'une opération complexe : elle se divise en deux temps, et à chacun d'eux correspond un travail, un agent et un effet particuliers parfaitement distincts.

Le premier temps consiste à développer une modification préparatoire de la vitalité, modification qui le plus souvent reste latente, et dont tout l'effet est de disposer l'organisation à subir l'action déterminante et spécifique qui constitue le deuxième temps. D'après sa définition, nous croyons devoir désigner cette modification préliminaire par l'appellation d'*état hypotaxique*, et l'action destinée à la produire recevra à son tour la dénomination d'HYPOTAXIE (ὑπόταξις, préparation à subir).

Cette partie première et fondamentale de l'opération est sans contredit la plus difficile à mener à bien, et n'est peut-être pas la moins obscure quant à ses voies et quant à la nature précise de l'état physiologique qui en est l'effet propre et immédiat. Il nous reste maintenant à l'étudier.

Que le fait vulgaire et banal de tenir pendant quelques instants les yeux tournés vers un bouchon, un clou ou le bout de son nez, puisse amener une révolution dans le jeu de l'organisation humaine qui en bouleverse en un moment toute l'économie, suspend ou précipite le mouvement de ses rouages sans que même le sanctuaire de l'âme humaine puisse échapper aux violations de ce pouvoir perturbateur, il y a là, sans doute, de quoi faire l'étonnement et l'effroi du monde ; les savants doivent n'y voir qu'une question à résoudre, mais une question du plus saisissant, du plus impérieux intérêt.

Quelle est donc, dans cette première partie de l'opération, la cause réelle et cachée d'un si prodigieux effet?
Depuis M. Braid jusqu'aux nombreux médecins qui ont
répondu au signal donné par MM. Azam et Broca, les
esprits ont appliqué toute leur sagacité à déchiffrer cette
énigme. Les uns croient découvrir la cause du phénomène dans la fatigue éprouvée par les yeux. Nous leur
ferons observer que s'il suffisait de se fatiguer la vue
pour tomber dans l'insensibilité et la catalepsie, cette
fâcheuse condition serait celle de tous les hommes stu-
dieux qui consacrent leurs veilles à la lecture, de tous
les graveurs à la loupe, de tous ceux qui se livrent habituellement aux observations astronomiques ou à l'emploi
du microscope.

D'autres ayant remarqué qu'une convulsion des globes
oculaires est souvent le signe précurseur d'une attaque
de catalepsie, n'ont pas hésité à dire que la catalepsie
braidique et tous les autres troubles concomitants doivent être attribués à la convergence des yeux produite
chez les braidisés par les conditions particulières dans lesquelles ils exercent la vision. Mais cette explication tombe
devant le fait péremptoire que le braidisme peut se passer du *pseudo-strabisme*. C'est incontestablement ce qui
arrive lorsque le sujet, au lieu de regarder un objet
placé sur son front, fixe ses regards sur un point de
l'espace, sur une pièce de monnaie tenue dans sa main
à la hauteur des yeux et à deux pieds d'écartement, ou
bien encore sur un clou enfoncé dans le mur, au niveau
de sa tête et à plusieurs mètres de distance.

Quant à M. Braid, guidé par la droiture d'esprit et la

sûreté de coup d'œil qui le distinguent à un si haut
degré, il était allé tout d'abord au cœur de la difficulté ;
il ne s'était point arrêté en chemin pour s'essayer à
l'interprétation oiseuse de quelques signes secondaires,
accessoires et accidentels ; il avait recherché la cause
efficiente de l'état hypotaxique dans le signe qui en est
le prodrome constant et vraiment caractéristique, et qui
se produit comme l'effet immédiat et invariable de l'opération, comme le prélude et la source de tous les effets
consécutifs. M. Braid avait donc reconnu, dès le début,
que l'effet prochain, essentiel et radical de la fixité du
regard, c'est la *fixité de l'attention* et la *concentration
de la pensée*. M. Braid avait posé la question dans ses
véritables termes, dans des termes extrêmes et irréduc-
tibles ; mais cette question, il ne l'a point résolue. Il a
constaté que la fixité du regard tend tout entière à la
production d'un seul résultat originel, fondamental, la
concentration de la pensée ; mais, entre cette concentration de la pensée, premier point de départ de la modification braidique, et l'apparition de l'insensibilité,
de la catalepsie, de l'extase, en un mot de cette révolution profonde et générale de l'économie qui en est le
point d'arrivée, un abîme est béant : M. Braid s'est borné
à en mesurer la profondeur ; nous allons tenter de le
combler. La fortune couronnera-t-elle l'audace ? C'est à
vous, Messieurs, qu'il appartiendra d'en juger.

Le cerveau est le siége du sensorium et de la pensée,
il est le foyer où brillent les idées, où convergent les impressions des sens, d'où rayonne l'activité qui anime les

organes de la sensation et du mouvement. Il se compose essentiellement de deux éléments anatomiques fondamentaux.

La substance grise ou vésiculaire est le générateur de la force nerveuse qui alimente l'activité de toutes les fonctions animales ; la substance blanche ou tubulaire est un amas de fils conducteurs qui se prolongent sur toute l'étendue de l'économie, y distribuent cette force et deviennent les canaux de ses actions motrices et sensoriales.

Une activité générale et suffisamment intense de la pensée est nécessaire à la diffusion régulière de la force nerveuse dans les nerfs de la sensibilité. Si cette activité cesse, leur innervation est supprimée, et ils perdent leur aptitude à conduire vers le cerveau les impressions du dehors. On sait, en effet, que les idiots sont plus ou moins anesthésiques, et que le sommeil profond, qui est l'engourdissement de la pensée, est en même temps le repos des organes de la sensation et du mouvement.

D'un autre côté, il est également hors de doute que la sensation est le stimulant nécessaire de l'activité mentale.

Ces deux propositions physiologiques semblent entraîner forcément deux conséquences pratiques, à savoir, que, pour déterminer l'insensibilité du corps, il suffirait de suspendre l'exercice de la pensée, et que, pour suspendre l'exercice de la pensée, nous n'aurions qu'à isoler les organes des sens des agents extérieurs capables de les impressionner. Or déjà, sur ce dernier point, une difficulté se présente : la pensée, privée des sensations que les nerfs sensitifs lui apportent du dehors, trouvera des aliments d'activité suffisants dans les sensations anciennes régénérées par la mémoire. Mais l'effet cherché ne peut-il donc avoir lieu que grâce à un arrêt complet dans le mouvement de la pensée ? Nullement, et nous comprenons sans peine qu'une réduction extrême de l'activité mentale pourrait remplir les mêmes indications, car celle-ci n'exercerait plus alors qu'une impulsion très-faible sur l'innervation périphérique, et tellement faible qu'elle équivaudrait par le fait à son entière cessation.

Or nous parviendrions à réduire à son *minimum* l'activité de la pensée, en restreignant l'exercice de celle-ci à l'un de ses modes les plus simples ; et, comme le *développement que prend la pensée est en raison de la variété des impressions qui la sollicitent,* nous atteindrions ce premier point en soumettant la pensée à l'excitation exclusive d'une sensation *simple, homogène* et *continue.* En effet, une telle excitation sensoriale serait suffisante pour attirer, saisir et fixer l'attention, mais elle serait trop restreinte en même temps pour provoquer le développement de l'activité mentale sur une surface de quelque étendue.

La pensée une fois prise à ce piége, qui la condamne à une inertie générale en réduisant à un simple point sa sphère d'action, un changement considérable doit nécessairement s'ensuivre dans le rapport des forces matérielles de l'économie cérébrale. La substance vésiculaire continue, en vertu de ses propriétés essentielles,

à sécréter la force nerveuse ; mais la pensée ne con-
somme plus qu'une faible partie de cette force, dont
la production excédera ainsi la dépense dans une grande
mesure, et qui par suite s'accumulera dans le cerveau,
où une congestion nerveuse aura lieu. Cet état une fois
produit, que, par une porte encore entr'ouverte du
sensorium, par la voie de la vue, de l'ouïe, du sens
musculaire, une impression se glisse jusqu'au cerveau,
et le point sur lequel cette excitation va porter sortira
aussitôt de sa torpeur pour devenir le siége d'une activité que la tension de la force nerveuse viendra aug-
menter de tout son poids. C'est alors qu'à l'arrêt général
de l'innervation succédera tout à coup une innervation
locale excessive qui, par exemple, substituera instantanément à l'insensibilité l'hyperesthésie, à la résolution
du système musculaire la catalepsie, le tétanos, etc.

On ne peut expliquer que par le brusque déplacement
de la force nerveuse ainsi accumulée dans l'encéphale,
la rapide alternance de ces états nerveux contraires ob-
servée chez les hypnotisés. Mais une pareille puissance,
abandonnée aux fluctuations de son mouvement anormal,
menacera continuellement l'économie de tous les désordres dont le système nerveux est susceptible, et ne
réalisera jamais que par un heureux hasard les effets
spéciaux qui feront l'objet actuel de la braidisation. Que
si, au contraire, nous parvenons à nous emparer de la
direction de cette puissance, de manière à pouvoir la
concentrer à volonté au siége de telle ou telle fonction
ou de l'en détourner, nous n'aurons plus alors à redou-
ter ses écarts, mais elle deviendra l'agent docile de

toutes les modifications fonctionnelles que nous aurons en vue, et ainsi le programme du braidisme, tel que nous l'avons développé plus haut, et tout ambitieux qu'il ait pu vous paraître, se trouvera pleinement rempli.

Cet important résultat fait l'objet du deuxième temps de l'opération braidique, à l'étude duquel nous allons passer. Mais ajoutons d'abord à cette courte analyse de l'hypotaxie quelques considérations complémentaires. Et, avant toutes choses, donnons acte à M. Braid d'une hypothèse qu'il a avancée avec une sage réserve pour servir à expliquer l'influence de la concentration de la pensée sur l'état nerveux du cerveau. Il se demande si le ralentissement dans le mouvement respiratoire occasionné par cette attention soutenue de l'esprit, ne doit pas contribuer, par l'imparfaite décarbonisation du sang qui en résulterait, à déterminer le phénomène hypotaxique. Notre expérience à cet égard nous a appris en effet depuis longtemps que la fixité de l'attention imposée aux sujets tend à diminuer la fréquence et l'amplitude des inspirations chez le plus grand nombre, mais que chez d'autres c'est l'effet contraire qui a lieu. Or nous n'avons jamais constaté que le résultat final de l'opération variât suivant ces circonstances opposées. D'autre part, lorsqu'on a observé la succession des symptômes qui marquent les progrès lents de l'asphyxie dans certaines maladies de poitrine, on hésite à admettre que l'altération, relativement si insignifiante, apportée à l'exercice normal de la respiration durant l'opération hypotaxique, soit suffisante pour causer un trouble appréciable dans les fonctions cérébrales. Nous rappellerons toutefois, comme un document à l'appui de l'opinion de M. Braid, que, d'après Anquetil-Duperron, les joguis, qui pratiquent le braidisme depuis plusieurs mille ans sans s'en douter, ont un soin tout particulier de retenir leur haleine pendant que leurs regards sont attachés sur le point le plus proéminent de leur visage. Mais il paraîtrait d'après cela que dans la braidisation à la manière hindoue la respiration est notablement altérée.

S'il est vrai, comme nous avons cherché à l'établir, qu'en exposant la pensée à l'action exclusive d'une sensation simple, unimode et continue, on doive amener successivement une quasi-suspension de l'activité mentale et une congestion nerveuse du cerveau, le même effet doit pouvoir se produire quelle que soit la nature de cette sensation, c'est-à-dire à quelque sens qu'elle appartienne et quelque forme qu'elle revête, à la seule condition qu'elle ne cesse point d'être continue, unimode et simple. Or c'est effectivement là ce qui arrive : nous en trouvons la preuve dans une multitude de faits d'observation vulgaire, énigmes curieuses mais désespérantes que nous propose à tout instant la nature physique ou morale, et dont la théorie de l'hypotaxie est venue nous donner le mot d'une manière aussi heureuse qu'inattendue. La fascination vertigineuse qu'exerce sur le spectateur attentif le mouvement uniforme d'un cours d'eau, d'une roue, des ailes d'un moulin à vent, est essentiellement semblable à l'influence de l'objet brillant

placé dans la main ou sur le front de l'hypnotisé pour
lui servir de point de mire. L'enfant est hypnotisé *audi-*
tivement par les chants monotones de sa nourrice; les
oscillations régulières de son berceau, en lui communiquant une longue série de faibles secousses toutes semblables entre elles et séparées par des intervalles égaux,
l'hypnotisent par la voie du *sens musculaire.* L'incanta-
tion avec ses charmes (*carmina*), dont le rhythme simple
et invariable murmure à l'oreille et la captive sans
parler à l'intelligence, doit être considérée comme une
forme particulière du braidisme s'exerçant sur le sens
de l'ouïe au lieu de s'adresser à la vue.

Et ces pratiques abrutissantes communes à la plupart
des cultes de l'Orient, qui consistent dans l'incessante
répétition de formules inintelligibles, et dont le philosophe interdit et désolé ne voyait l'explication que dans
l'insondable mystère des aberrations de l'esprit humain,
ces pratiques ne seraient-elles pas une hypotaxie sa-
vamment conçue et habilement employée pour plonger
la raison dans le sommeil et jeter les âmes dans les
chaînes de la foi aveugle?

L'état hypotaxique consistant essentiellement dans
une congestion nerveuse du cerveau, on comprend
que tout procédé tendant à développer la même condition physiologique remplirait les mêmes indications que
les moyens d'hypotaxie sensorio-psychiques qui viennent d'être analysés, et sur l'emploi desquels le braidisme a jusqu'ici exclusivement compté. Les narcotiques
administrés à une certaine dose, une éthérisation ou

une amylénisation légère, l'électrisation locale sous une
forme spéciale à déterminer, pourraient, dans certains
cas, je suis du moins très-disposé à le croire, être heureusement substitués aux divers artifices mis en usage
pour modifier médiatement l'innervation du cerveau en
créant des entraves à l'exercice de la pensée.

La propriété physiologique si remarquable que M. le
docteur Burq a constatée dans les métaux d'influer spécifiquement, suivant leur nature, sur l'innervation des
sujets d'un tempérament, d'une constitution, d'une
diathèse déterminés, pourrait peut-être nous offrir un
agent hypotaxique de plus. J'invite mon savant et ingénieux confrère à chercher dans cette direction une application et un développement nouveaux à une découverte
qui, telle qu'elle est, lui fait grand honneur sans doute,
mais à l'égard de laquelle il est encore loin d'avoir rempli tous ses devoirs de paternité.

Enfin la force mesmérique, quoi qu'il faille penser de
sa nature, ce que nous n'avons pas mission de juger ici,
est très-certainement un des agents hypotaxiques de
l'ordre physique des plus faciles à utiliser. Les mesméristes, l'abbé Faria excepté, ne s'étaient point douté
jusqu'ici de ce que leurs manœuvres ont de superflu.
Après quelques *passes* n'occasionnant qu'une faible dépense de force nerveuse, il leur serait possible de faire
apparaître immédiatement la plupart des phénomènes
qu'ils s'épuisent à provoquer par des efforts prolongés
et souvent stériles. Nous devons faire observer ici que
l'action mesmérique se glisse toujours plus ou moins
dans les pratiques du braidisme, non à titre d'élément

essentiel et indispensable, mais comme un adjuvant qu'il est avantageux de faire intervenir.

Après avoir signalé quelques agents hypotaxiques d'ordre matériel, il est tout à propos de constater l'existence, parmi les corps simples, d'un agent *anthypotaxique* d'une bien étonnante vertu. Le carbone, appliqué sous forme de charbon de bois calciné contre les narines d'un sujet hypnotisé, suffit, dans beaucoup de cas, pour le ramener presque instantanément à l'état normal.

Les déviations que l'art a le pouvoir de faire subir à la marche régulière du mouvement vital à l'aide d'agents appropriés, pouvant toutes se produire spontanément comme phénomènes pathologiques, ou se rencontrer à l'état d'anomalies constitutionnelles et congénitales, il est naturel de se demander si l'état hypotaxique ne pourrait pas se présenter lui-même comme altération morbide, comme symptôme d'une diathèse, comme caractère d'une idiosyncrasie particulière. L'observation prouve qu'il en est ainsi. On rencontre en moyenne un individu sur trente-cinq ou quarante, qui se trouve habituellement et sans préparation dans cet état. De telles personnes sont en général névropathiques ; cependant il s'en rencontre qui déclarent n'avoir jamais éprouvé aucun trouble nerveux, et jouir habituellement d'une bonne santé.

En dehors de cette catégorie tout exceptionnelle, il est des degrés nombreux dans l'aptitude des individus à subir l'action de l'hypotaxie. Il serait sans doute fort intéressant, à plus d'un point de vue, de pouvoir rattacher à une constitution déterminée cette prédisposition relative, mais on ne peut encore dégager aucun résultat bien décisif à cet égard des expériences qui ont été faites jusqu'à présent, non pas que le nombre n'en fût suffisant et au delà, mais parce que ces expériences ont été instituées dans un but de démonstration et non d'application ou d'étude. Mais le principe fécond sur lequel repose la métallothérapie viendra peut-être ici encore à notre secours. M. V. Burq en exprime positivement l'espoir dans un fort intéressant mémoire qu'il vient de lire devant la Société médico-psychologique. Ayant déjà découvert, pense-t-il, la spécificité métallique particulière qui permettra de diagnostiquer sûrement l'idiosyncrasie mesmérique, comme celle-ci paraît se confondre dans son opinion avec l'aptitude à l'influence du braidisme, il croit pouvoir appliquer les mêmes signes au diagnostic de l'une et de l'autre. Nous sommes d'avis qu'il doit chercher dans une autre voie. En effet, il nous est arrivé de rencontrer des sujets mesmériques très-remarquables que l'action du braidisme ne paraissait affecter aucunement, et, d'un autre côté, il est constant que l'influence de cette même action est subie par un très-grand nombre d'individus rebelles au mesmérisme.

De plus, une longue expérience nous a appris que la susceptibilité naturelle des individus à l'action braidique pouvait être modifiée dans une très-large mesure par des circonstances accidentelles que nous n'avons pu déterminer encore à notre entière satisfaction. Ainsi il nous arrive parfois que plusieurs expérimentations consécutives ayant entièrement échoué sur un certain nombre de personnes, ces mêmes personnes jusqu'alors réfractaires offrent, dans une autre occasion, tous les degrés d'impressionnabilité. Nous devons en outre faire observer que cette aptitude spéciale, qui paraît faire d'abord totalement défaut à certaines natures, s'acquiert à la longue chez presque toutes, par une suite de braidisations quotidiennes.

Le tempérament bilioso-nerveux nous semblerait prédisposer plus que tout autre à la modification hypotaxique, si cette influence relative des divers tempéraments pouvait se mesurer au contingent fourni par chacun d'eux à la somme des expériences réussies que nous avons enregistrées jusqu'à ce jour. Mais une pareille règle d'appréciation, qui paraît rationnelle au premier abord, est néanmoins illusoire, car si la plupart des individus trouvés aptes à l'état hypotaxique offrent les signes du tempérament bilioso-nerveux, ce sont aussi les personnes douées de cette même constitution qui, prenant le plus d'intérêt à nos démonstrations et montrant le plus d'empressement à se soumettre à nos expériences, forment toujours, dans nos leçons publiques, la majeure partie de notre personnel expérimental.

Les conditions de *caractère* nous paraissent plus tranchées et plus déterminantes que les conditions de *tempérament*. La prédominance des nobles mobiles de l'âme sur les instincts grossiers ou personnels, une humeur sérieuse, et surtout une disposition à la confiance et à la foi, sont des conditions morales favorables; des pen-

chants égoïstes, la tendance exagérée au scepticisme et
à la critique, la légèreté d'esprit, constituent des dispositions réfractaires.

Celui qui, soit par la mobilité d'une imagination
surexcitée ou par l'énergie indomptable de sa réflexion,
soit par la débilité de ses facultés intellectuelles ou faute
d'un empire suffisant de la volonté sur les opérations
de l'esprit, est incapable de fixer sa pensée pendant un
certain temps sur un même objet et de la tenir con-
centrée dans un cercle d'idées simples et limitées, est
éminemment impropre à l'état hypotaxique. En vertu de
la loi du contact des extrêmes, les idiots et les intelligences les plus robustes et les plus actives, se trouvent
réunis dans cette catégorie d'incompatibilité.

Nous avons éprouvé mainte et mainte fois que des
personnes habituellement impressionnables, et même
celles qui l'étaient au plus haut degré, cessaient de
l'être quand elles se trouvaient dominées par une vive
préoccupation.

L'âge a une influence très-marquée sur l'impressionnabilité hypotaxique. La période de dix à vingt-cinq ou
trente ans est celle où cette aptitude atteint son apogée.

Une telle prédisposition doit varier aussi suivant le
sexe, mais je n'ai pu apprécier exactement cette différence, ayant eu moins souvent l'occasion d'expérimenter sur des femmes. Toutefois, le peu d'observations
comparatives que j'ai faites, tout en me portant à
croire que les femmes présentent ce genre de susceptibilité à un plus haut degré que les hommes, sont
bien loin d'avoir établi la disproportion à cet égard

qu'ont cru constater les hypnotiseurs novices des hôpitaux de Paris.

L'opération hypotaxique étant contrariée par toute circonstance psychique ou physique qui tend à appeler la force nerveuse hors du cerveau, il ne convient jamais d'expérimenter sur une personne dont l'estomac se trouve chargé d'aliments : en pareil cas, l'hypotaxie manque son but et trouble souvent la digestion.

Un électro-biologiste de ma connaissance m'a dit avoir remarqué que les ouvriers sur métaux sont plus facilement hypotaxiés que les individus de toute autre profession. Il prétend aussi avoir reconnu une plus grande susceptibilité dans la race celte que dans la race anglosaxonne. Je manque des éléments de vérification nécessaires pour juger la valeur de ces observations. J'ai fait un certain nombre d'expériences sur des Arabes, des Maures et des Juifs africains ; je ne les ai pas trouvés moins susceptibles que les Européens, mais je n'oserais affirmer qu'ils le soient davantage. J'ai expérimenté le braidisme aux États-Unis, en Angleterre, en Belgique, en Suisse, en France et en Algérie; j'ai rencontré partout une susceptibilité moyenne sensiblement égale.

———————

Nous venons de nous livrer à un examen théorique des procédés et des effets de l'hypotaxie. Il nous reste maintenant à faire l'analyse du deuxième temps de la braidisation.

Cette deuxième et dernière partie de l'opération a pour but d'appliquer la force nerveuse accumulée dans le cerveau à développer les modifications fonctionnelles spéciales que l'on se propose de réaliser. Nous avons vu que cette force disponible pouvait être appelée sur tel ou tel point fonctionnel du grand centre de l'innervation, en dirigeant sur ce même point une impression dont l'effet est de réveiller l'activité spéciale qui lui est propre.

L'impression employée dans ce but est une *impression mentale*, c'est-à-dire une idée suggérée. Et comme cette *idée* devient ainsi l'agent déterminant des modifications fonctionnelles à provoquer, l'application générale des procédés qui constituent le deuxième temps de *l'opération braidique* nous a paru devoir porter le nom d'IDÉOPLASTIE.

La démonstration des principes naturels sur lesquels repose l'idéoplastie appartient au programme de la prochaine conférence. Nous nous bornerons quant à présent à les énoncer.

Le cerveau se relie à tous les organes végétatifs par des couples nerveux composés d'un élément actif ou efférent, et d'un élément passif ou afférent, autrement dit, de deux fibres complémentaires réunies par leurs extrémités centrales dans un même noyau ou centre vésiculaire faisant partie de la substance cérébrale *grise*.

Le centre de chacun de ces couples nerveux constitue l'organe d'un mode spécial de l'activité cérébrale, ou, pour employer un langage plus familier, constitue l'organe cérébral d'une faculté de l'âme.

Les impressions reçues par la fibre passive, excitatrice, afférente, déterminent l'activité de la faculté de l'âme à laquelle cette fibre correspond ; mais ces impressions ou excitations réagissent, par la voie de la fibre active efférente, sur la fonction de l'organe végétatif duquel elles étaient parties, et qui se trouve alors excité à son tour dans le mode spécial de son activité.

Ainsi, l'activité de toute fonction végétative éprouve le contre-coup de l'excitation perçue par la faculté animale correspondante.

Or, pour exciter celle-ci, il n'est point indispensable que sa fibre ou ses fibres excitatrices soient impressionnées : la faculté animale, quelle qu'elle soit, peut être excitée directement par la voie de l'entendement, et cette excitation mentale a pour effet de reproduire les sensations antérieurement produites par voie d'excitation organique. Ces sensations régénérées par une idée sont appelées *mémoratives*.

Que devons-nous conclure de ce qui précède ? Nous devons en conclure qu'une impression faite sur une faculté de l'âme par l'intermédiaire de la mémoire, tendra à exciter l'activité végétative des parties du corps sur lesquelles s'exercent directement les agents matériels qui impressionnent cette faculté.

Je prends un exemple :

Une substance sapide placée dans la bouche produit une impression sur l'âme en lui communiquant une sensation de sapidité, et, d'autre part, elle stimule l'activité végétative locale en provoquant un accroissement de sécrétion dans les glandes salivaires. D'après les indications de la théorie, une impression mémorative de sapidité faite sur l'âme devrait avoir pour résultat de provoquer la salivation... Aux gourmands de dire si notre doctrine pourra soutenir cette épreuve. Peut-être, si ces messieurs ont la louable ambition de se connaître eux-mêmes, et par conséquent de se rendre compte des particularités caractéristiques de leur nature, me sauront-ils gré de leur avoir dévoilé en vertu de quelles lois et de quels principes secrets, pendant que leur imagination savoure d'avance des jouissances dont l'heure est impatiemment attendue, il leur arrive de se dire : « L'eau m'en vient à la bouche ! »

Mais je dois aller au-devant des objections qui se pressent déjà dans vos esprits. Je n'entends pas avancer que les impressions de la mémoire puissent exercer chez des sujets pris dans leur état normal une action aussi efficace sur toutes les fonctions nutritives ; mais il en est autrement dans l'état hypotaxique. Cependant, même à la faveur de cette modification préparatoire, les impressions mémoratives ne peuvent acquérir souvent une énergie suffisante qu'avec le concours d'une certaine action morale dont nous aurons à étudier, dans une prochaine séance, le rôle, les effets et la nature.

TROISIÈME CONFÉRENCE.

Consentientia omnia.

Un moyen d'activer ou de ralentir l'exercice des fonctions de la vie organique et de la vie animale ; un moyen
de modifier le travail tout entier de l'économie sans
introduire dans son sein aucune substance étrangère ; un
moyen de déterminer la manifestation de certains pouvoirs transcendants de l'âme, qui semblent l'élever jusqu'au-dessus des nécessités de l'organisation, c'est là
ce que le braidisme nous apporte. Il n'est donc pas
simplement le rival du chloroforme, il est la révélation
de tout un ordre physiologique nouveau qui vient faire
le jour sur la science des causes premières de la vie,
sur la nature intime de ses propriétés, sur la loi supé-

rieure des rapports qui lient entre eux les trois facteurs de tout phénomène fonctionnel, la *faculté,* l'*organe* et l'*agent modificateur.*

Tel est le véritable objet de l'opération braidique. Nous avons dit que cette opération se divise en deux temps, dont le premier a pour but de disposer l'économie à subir l'action déterminante qui constitue le deuxième.

Cette modification préparatoire a reçu le nom d'*état hypotaxique*. Elle consiste physiologiquement dans une interruption plus ou moins complète de l'innervation périphérique, et dans une accumulation anormale de la force nerveuse au cerveau.

Le braidisme cherche ce résultat dans une diminution artificielle de l'activité mentale ; il l'obtient en soumettant la pensée à l'excitation exclusive d'une sensation simple et continue qui fixe les idées par l'attention et en même temps resserre leur expansion dans leur cercle le plus étroit.

L'activité de la pensée, ainsi restreinte, dépense d'autant moins de force nerveuse, et celle-ci s'accumule par conséquent dans l'organe qui la produit.

L'impression sensoriale que le braidisme emploie de préférence pour déterminer cette concentration restrictive de la pensée, consiste dans la vision continue et prolongée d'un point fixe. Mais l'observation, confirmant les inductions de la théorie, nous a appris que toute sensation peut amener le même résultat, pourvu qu'elle soit unimode, continue, et quel que soit d'ailleurs le sens qui en est le siége.

Ainsi, dans la première partie de l'opération braidique, nous cherchons à développer une congestion
nerveuse du cerveau par une suspension partielle de
l'activité mentale, c'est-à-dire par un procédé essentiellement psychique ; toutefois cette modification peut
être également amenée par l'action de divers agents
matériels, et notamment par l'action mesmérique.

Je saisis cette occasion de me justifier d'un reproche
fort injuste qui m'est adressé par certains disciples de
Mesmer. Loin de vouloir confisquer le mesmérisme au
profit du braidisme, j'ai tout d'abord réservé ses droits,
et j'ai constaté les caractères propres qui le distinguent.
Évidemment, la théorie toute psychologique de la braidisation ne saurait rendre compte de l'influence du ma-
gnétiseur sur l'état nerveux de son patient, quand cette
influence s'exerce à l'insu de ce dernier, contre son attente, et à travers d'épaisses murailles. Or la réalité de
cette influence a été établie d'une manière irréfragable
par le baron du Potet, s'il faut en croire le témoignage
peu suspect des médecins de l'Hôtel-Dieu, qui suivirent,
en observateurs sévères et en juges prévenus, les célè-
bres expériences faites par lui dans cet hôpital, en 1820.

La dernière partie de l'opération braidique consiste à
diriger la force nerveuse accumulée au cerveau sur des
points de ce grand centre de l'innervation corrélatifs
aux fonctions dont on veut modifier l'énergie. Nous
appelons la force nerveuse vers ces points en portant
sur eux une excitation locale destinée à réveiller le mode
d'activité qui leur est spécial.

L'excitation employée à cet effet est une impression

4

mentale, c'est une idée suggérée. L'idée devenant ainsi la cause déterminante des modifications fonctionnelles qui constituent l'objet de l'opération finale, celle-ci a reçu pour cette raison la dénomination d'*idéoplastie*.

Dans notre dernière leçon, la théorie de l'*hypotaxie* a été exposée avec tous les développements que comporte le cadre nécessairement fort restreint de ces conférences.

Quant à la théorie de l'*idéoplastie,* qui repose sur des considérations physiologiques très-complexes, elle a été rapidement esquissée dans ses linéaments généraux ; quelques aperçus nouveaux sont nécessaires pour en établir les principes, que nous n'avions fait qu'indiquer.

Le moteur général de tous les actes de l'économie, c'est la force nerveuse. Un appareil, connu sous le nom de *système nerveux,* est chargé de produire cette force et de la distribuer à tous les organes.

Cette double fonction de générateur et de conducteur fait que l'élément intégrant du système nerveux se compose essentiellement de deux principes :

L'un est une sorte de vésicule dans l'intérieur de laquelle s'élabore la force nerveuse ; l'autre est un prolongement tubulaire de cette vésicule dans lequel elle déverse son produit. Le premier est la cellule névrogène, le corpuscule ganglionnaire des auteurs ; l'autre est la fibre nerveuse primitive.

Les éléments nerveux se rapprochent pour former trois grandes agglomérations qui constituent les trois divisions

générales du système nerveux, connues sous les dénominations de système cérébro-spinal, système spinal,
système ganglionnaire.

Les éléments nerveux d'un même système se juxta-
posent par leur cellules névrogènes, dont la réunion
constitue ce que l'on connaît sous le nom de *substance
nerveuse grise;* la convergence de leurs fibres dans la
substance grise les réunit par leur extrémité centrale en
une masse compacte qui a reçu la désignation de *substance nerveuse blanche.* Ces deux masses superposées
ou juxtaposées de substance grise et de substance blanche
constituent le *centre du système.*

Les nerfs sont les branches de ce tronc commun, et
leurs ramifications progressives aboutissent à une séparation complète des fibres primitives par leurs extrémités terminales.

L'encéphale constitue le centre du système cérébro-
spinal; le système rachidien a pour centre la moelle
épinière, et les ganglions sont les centres multiples du
système ganglionnaire ou grand sympathique. Tout le
travail de la vitalité se partage entre ces trois appareils
nerveux.

Par le système cérébro-spinal s'exercent les fonctions
de la vie animale, qui sont la sensibilité, la pensée et
la motricité volontaire; le système spinal, par l'action
de l'excitabilité et de la motricité inconscientielles, exécute automatiquement les mouvements de la vie de relation; et enfin le système ganglionnaire a pour tâche
de conduire les opérations de la vie nutritive, d'entretenir le mouvement dans les muscles involontaires, et

de diriger les affinités moléculaires dans les opérations de chimie organique.

Quelque variées, quelque différentes que soient entre elles les fonctions de ces trois grands organes nerveux, elles peuvent néanmoins être toutes ramenées à deux modes fondamentaux. En effet, l'agent nerveux doit être considéré comme la force motrice d'un mécanisme dont l'objet final est une action de ses parties sur elles-mêmes et sur ce qui les entoure; mais, pour que la force nerveuse détermine cette action, elle doit préalablement y être sollicitée, son activité doit être d'abord excitée.

Recevoir une impression modificatrice et imprimer subséquemment une modification, tels sont donc les deux effets généraux et inséparables de l'activité nerveuse. D'autre part, la force nerveuse étant renfermée dans le réservoir de sa cellule génératrice, c'est là que l'excitation du dehors doit venir la trouver, c'est de là que doit partir son impulsion réagissante.

La propagation de tous les effets nerveux se produit donc suivant deux directions inverses dont la cellule névrogène est le centre commun, et dont les fibres qui en rayonnent sont les conducteurs. Mais la direction des effets nerveux est toujours la même dans la même fibre. En d'autres termes, celle qui apporte les impressions au centre nerveux n'en rapporte jamais les incitations réactionnaires, et réciproquement. Ces considérations nous amènent à conclure que tout élément nerveux complet, c'est-à-dire susceptible de manifester, à lui seul, toutes les propriétés essentielles et générales de la force nerveuse, doit se composer nécessairement d'une cellule ou corpuscule névrogène, qui est un centre indépendant d'activité nerveuse, et de deux fibres complémentaires dont l'une est afférente, c'est-à-dire destinée à l'apport des impressions centripètes, et l'autre efférente, destinée à l'envoi des impressions centrifuges.

Cette induction spéculative est pleinement confirmée par l'expérience : les observations microscopiques nous montrent que la cavité de la cellule névrogène est en continuité avec celle de plusieurs fibres auxquelles elle donne naissance; d'autre part, l'observation des phénomènes nerveux et la physiologie expérimentale viennent attester les propriétés opposées et complémentaires de ces fibres en nous apprenant que la réflexion centrifuge des impressions centripètes est une loi fondamentale de la mécanique nerveuse, commune au système cérébrospinal, au système spinal et au système ganglionnaire.

Les sensations ne paraissent exercer, sans doute, qu'une influence indirecte sur la production des mouvements volontaires; mais cela tient à ce que la réaction de l'impression sensoriale sur le système musculaire est modifiée par la pensée. Que l'intervention de celle-ci vienne à être momentanément suspendue par une cause quelconque, aussitôt la réaction motrice de la sensation recouvre une instantanéité et une régularité toute mécanique. C'est ainsi qu'une vive sensation de lumière nous fait clore instinctivement les paupières, c'est ainsi qu'un bruit ou un contact imprévu peut déterminer un sursaut général de notre corps.

Les propriétés excito-motrices sont tellement évi-

dentes dans les fonctions du système spinal, qu'elles lui
ont valu la dénomination de système *réflexe*. En effet,
tous les mouvements qu'il détermine dans les muscles
mixtes répondent à une excitation dont le siége est dans
ces muscles eux-mêmes ou dans les parties avoisinantes,
et dont le rôle est évidemment de signaler à la motricité les circonstances locales, physiologiques ou accidentelles, qui réclament actuellement son intervention. C'est
ainsi que l'excitation causée par la présence d'un corps
étranger dans le larynx détermine dans cet organe des
contractions plus ou moins violentes destinées à le débarrasser; c'est ainsi qu'en excitant la rétine, la lumière force la pupille à se contracter pour protéger
l'organe délicat contre une action trop vive de ses rayons.

L'électricité appliquée à la physiologie expérimentale
nous permet de constater que les fonctions végétatives
mises en jeu par le grand sympathique tirent leur nature distinctive d'un mode d'activité spécial et inhérent
à ceux de ses ganglions qui les concernent. Les modifications très-étendues et très-promptes que l'on développe dans l'énergie de cette activité ganglionnaire en
portant l'action d'un irritant sur l'extrémité terminale
de ses nerfs conducteurs, ne doivent-elles pas faire
supposer que l'excitation ainsi produite est arrivée au
ganglion par le canal d'une fibre ganglionnaire afférente?
Sans doute, on peut supposer que l'irritation n'est par-
venue au ganglion qu'après avoir effectué un circuit de
réflexion à travers un couple nerveux cérébro-spinal;
mais, en admettant que la chose se passe ainsi, il reste
à s'expliquer comment l'excitation prise par une fibre

afférente du système rachidien et ramenée par sa com-
plémentaire efférente peut passer dans le ganglion.

L'analogie porte à croire qu'en pareil cas la transmission de l'excitation d'un système à l'autre s'effectue
par une impression motrice de la fibre spinale efférente
sur une fibre afférente du ganglion.

J'ai développé ailleurs ma pensée sur ce point difficile. Je me contenterai d'ajouter que le pouvoir réflectif
intrinsèque des ganglions se trouve établi directement
par des expériences de vivisection qu'il serait trop long
de décrire ici, et dont la première mention est due à
Henle, si je ne me trompe.

Une cellule névrogène, centre générateur de la force
nerveuse et siége d'un mode spécial d'activité vitale ; de
plus, aboutissant à ce centre, deux fibres dont l'une lui
apporte les impressions passives et l'autre sert à l'envoi
des impressions actives, tel est, en résumé, la constitution générale de l'élément nerveux intégrant.

Les éléments nerveux se rapprochent entre eux ou se
séparent suivant les rapports de ressemblance ou de dis-
semblance des modes vitaux qu'ils représentent, et ils
sont groupés anatomiquement en trois systèmes.

La réunion de leurs centres spéciaux constitue le
centre général du système. Du faisceau des modes d'activité ou facultés vitales desquelles ces centres élémentaires sont respectivement le siége, résulte un ensemble synthétique que les physiologistes appellent
âme, quand il s'agit des modes d'activité propres au
cerveau.

Un échange de fibres a lieu entre le système cérébro-spinal et le système ganglionnaire ; et telle est l'étendue de cet échange, que, dans les plus petits ramuscules de ces deux arbres nerveux, on constate, décelées par leur couleur étrangère, quelques fibres de l'arbre opposé.

La signification de ce lien nerveux, jeté entre toutes les facultés de l'âme et toutes les facultés de la vie organique, ne saurait maintenant nous échapper. Ce lien, consistant en un conducteur double des impressions reçues et des impressions données, crée par conséquent une dépendance réciproque entre le centre de la vie animale et le centre de la vie végétative. De là il résulte qu'une modification fonctionnelle provoquée sur un point du premier aura pour écho une modification dans l'activité propre à un point correspondant du second, et réciproquement.

Il nous reste maintenant à appliquer ces données à la solution du problème de l'idéoplastie.

———

Il s'agit, on se le rappelle, d'employer la force nerveuse accumulée au cerveau à modifier des fonctions déterminées de l'économie.

Or, nous venons de voir que toutes les fonctions animales, végétatives ou mixtes, ont leur siége au cerveau ou bien s'y rattachent, de telle sorte que chacune d'elles est en corrélation avec une faculté de l'âme, et que, pour modifier celle-là, il suffit d'impressionner celle-ci.

Il ne s'agit donc plus, pour nous, que de déterminer la faculté de l'âme sur laquelle nous voulons agir. Nous devrons ensuite la tirer de son sommeil hypotaxique par une excitation locale et exclusive. Son activité réveillée, elle deviendra aussitôt le point d'affluence de la force nerveuse que la torpeur générale du cerveau a laissée s'accumuler.

Mais comment découvrirons-nous la faculté voulue? Et puis, à quel genre d'excitation aurons-nous recours pour la stimuler?

Toutes les impressions ressenties par l'âme sont nécessairement perçues par la conscience. Elles sont plus ou moins durables; mais, après être restées effacées durant longtemps, elles peuvent se reproduire tout à coup par le retour des idées accessoires auxquelles elles se trouvaient primitivement associées, et c'est ce qui constitue le *souvenir*.

Pour exciter la faculté de l'âme correspondante à la fonction végétative que l'on désire modifier, il suffit donc de réveiller le souvenir de l'impression mentale provoquée antérieurement par la modification végétative proposée. Ainsi, pour déterminer le vomissement, suffirait-il donc de susciter le souvenir des nausées que l'action d'un émétique sur l'estomac avait provoquées jadis?

Certes l'impression subjective de la mémoire est de même nature que l'impression objective qu'elle reflète. C'est, à vrai dire, une impression identique; mais, privée maintenant de son intensité primitive, elle ne peut réagir avec efficacité sur la vie organique.

Toutefois, les ressources de l'organisation mentale nous fourniront le moyen de rendre aux impressions rétrospectives de l'âme toute la vivacité, toute la vigueur et toute la puissance organo-motrice de l'actualité.

Pour compléter cet exposé, nous emprunterons les développements suivants à un ouvrage que nous avons déjà mentionné :

« **Les Impressions de la Mémoire vivifiées par les Impressions de la Crédivité.**

» 470. Il est une faculté passionnelle dont le ressort, d'une vigueur merveilleuse, peut servir à restituer toute la force et tout le feu primitifs aux impressions ternes et débiles de la mémoire, et à en faire sortir des effets aussi positifs, aussi efficaces, aussi puissants, que ceux dont est capable l'impression directe elle-même. En un mot, il nous appartient de faire usage d'un procédé qui consiste à diriger toute impression mémorative par le véhicule de l'impression directe appliquée à un irrésistible levier passionnel que nous nommerons la CRÉDIVITÉ. Et, comme l'excitateur purement mental de cette faculté peut être renfermé tout entier dans le signe mémoratif vocal, il s'ensuit que l'énonciation, telle que le coup de marteau qui écrase la capsule pour produire la détonation de l'arme à feu, l'Énonciation, dis-je, frappe, en quelque sorte, la Crédivité sur la Mémoire, et enflamme celle-ci de l'étincelle qu'elle fait jaillir de celle-là : aussitôt le pâle souvenir d'éclater de lumière et de chaleur, et l'ombre de se transformer en réalité.

» Mais on va dire : Qu'est-ce que la *Crédivité ?* — Cette question fort légitime nous oblige à faire une courte digression sur le domaine de la Psychologie.

» 471. L'Ame, considérée comme l'ensemble de ses Facultés, s'offre à nous, telle qu'une pyramide, sous trois grandes faces, qui sont : la Sensitivité, l'Intelligence et la Passion. Chacune de ces trois classes de facultés se divise progressivement en une série d'ordres, de genres et d'espèces. Nous n'avons ici à nous occuper que de la division des Passions, car c'est à cette catégorie qu'appartient la faculté qui fait l'objet de cette recherche.

» Les Passions se distribuent en trois ordres : ce sont des tendances qui sollicitent l'Homme par le plaisir, ou le contraignent par la peine, à servir trois grands intérêts, tous trois reliés dans l'Harmonie de la Nature par une solidarité complète, ayant pour seul objet absolu le bonheur de l'Être, et constituant à eux seuls la raison première de l'Univers. C'est d'abord, — l'intérêt de la *conservation* et du *développement* de l'*Individu;* — puis l'intérêt de la conservation et du développement de l'*Espèce,* — et, enfin, l'intérêt suprême, qui embrasse les deux autres, celui de la conservation et du développement de la *Société Humaine,* et, généralement, de la *Société Universelle des Êtres et des Mondes.*

» De là trois ordres de passions, celles de l'Intérêt Personnel, celles de l'Intérêt Domestique, et celles de l'Intérêt Social. C'est à ces dernières que doit maintenant se restreindre notre étude.

» 472. Les passions de l'Intérêt Social forment deux genres, celui des Passions Sociales *Centripètes,* et celui des Passions Sociales *Centrifuges.* Les premières impriment à l'individu une tendance à se porter vers le centre

sur lequel gravite actuellement la société; les secondes
le sollicitent, par une impulsion contraire, à résister à
l'attraction centrale de son milieu pour échapper de son
orbite, et devenir soi-même un nouveau centre de gravitation sociale.

» 1° La *Fermeté* nous dispose à réagir contre l'influence
du milieu moral qui nous presse de toutes parts, et à
nous frayer à son travers une route en ligne droite vers
le but que notre jugement nous a une fois assigné. En
d'autres termes, la Fermeté a pour fonction de combattre
les attractions diverses qui s'exercent actuellement sur
notre âme, pour donner à celle-ci le temps de prendre
une détermination raisonnée.

» 2° La *Justice* (*Conscienciosité*) nous communique le
besoin de ployer choses, hommes et intérêts, sans en
excepter les nôtres, aux lois décrétées par la logique de
notre jugement.

» 3° L'*Impérativité* (*Orgueil*) nous persuade que nous
sommes supérieurs aux autres hommes, et nous pousse
à nous placer spontanément à leur tête.

» 4° L'*Amour de l'Approbation* (*Vanité, Ambition*)
nous incite à briguer leurs suffrages.

» Venons aux passions sociales Centripètes.

» 5° L'*Obédivité* (*Vénération*) est le sentiment de la
hiérarchie; c'est le sacré respect qui saisit, pénètre et
fait tressaillir notre âme d'un immense frisson d'enthousiasme à l'aspect de cet Ordre providentiel et unitaire
qui remplit et constitue tout ce que notre œil peut con-
templer, tout ce que notre imagination peut concevoir,
en un mot, tout ce qui est; qui à toute chose marque

sa place, trace sa voie, assure son avenir; qui, par une loi commune de progression continue, unit l'Atome au Firmament, et ce firmament lui-même, tel qu'un nouvel atome, à un nouveau firmament de firmaments; c'est cette noble déférence qui fait incliner notre front et nous fait ranger devant tout ce qui porte, — ou nous paraît porter, — les signes de l'investiture d'autorité que la Nature confère aux Êtres les plus avancés pour présider au-dessous d'eux à l'exécution de ses lois; c'est enfin la vénération pieuse, chevaleresque ou fanatique pour tout ce qui accuse l'empreinte de la bonté, de la beauté ou de la grandeur de cette harmonie de l'Univers, négation infinie et éternelle du néant, garantie infaillible de nos heureuses destinées.

» 6° L'*Encourageabilité* (*Espérance*) nous rend sensibles aux encouragements de nos semblables, comme l'Amour de l'Approbation à leurs éloges.

» 7° La *Crédivité,* que les Théologiens appellent « la Foi », nous est donnée afin que nous puissions *croire sur parole,* sans exiger des preuves rationnelles ou matérielles à l'appui. C'est un lien moral des plus importants : sans lui, pas d'éducation, pas de tradition, pas d'histoire, pas de transactions, point de pacte social; car, étant étrangers à toute impulsion de ce sentiment, tout témoignage serait pour nous comme non avenu, et les assurances les plus véhémentes de notre meilleur ami, nous annonçant d'une voix haletante que notre maison prend feu, ou que notre enfant se noie, nous trouveraient aussi froids, aussi impassibles, que si l'on se fût contenté de dire : « Il fait beau » ou « Il pleut ».

Notre esprit resterait fixe et imperturbable dans l'équi-
libre du doute, et l'évidence aurait, seule, puissance de
l'en faire sortir. En un mot, *croire* sans la *crédivité* serait
tout aussi difficile que *voir* sans la *rue :* ce serait radicalement impossible.

» 8° L'*Imitation* est une puissance morale (et non une
force intellectuelle, comme les Phrénologistes l'ensei-
gnent), ayant pour mission d'inciter tout membre de la
communauté à adopter le type uniforme de la société
dont il fait partie, en faveur d'une économie nécessaire
dans les ressorts industriels qui soutiennent l'existence
de cette société. Si je n'éprouvais aucun besoin d'imiter
mon voisin dans la forme de son chapeau, et qu'il en
fût ainsi de tout le monde, chacun taillerait son couvre-
chef à la guise de son imagination ; et la *chapellerie,*
cessant d'être homogénéisée par le ton général de la
mode, serait un art sans règles définies, et tomberait en
dissolution, et ainsi de toutes les industries assujetties
à la fantaisie.

» 9° La *Sympathie* (*Bienveillance* de Gall et *Charité* de
saint Paul) est le plus saint de tous les sentiments, c'est-
à-dire celui qui porte aux plus grands sacrifices de l'intérêt individuel en faveur de l'intérêt social. La Sympathie (σὺν *avec,* πάσχω *je souffre*) nous attire vers tout ce
qui chancelle pour lui prêter appui, vers tout ce qui
souffre pour lui porter soulagement. Il n'est pas de lien
moral plus étendu ; de tous les points de l'Univers infini,
par lui tous les Êtres qui sentent sont réunis en une
seule et même communauté de plaisir et de douleur.

» 473. Je me suis borné à esquisser grossièrement

l'analyse de l'ordre des Passions, ayant seulement en vue d'arrêter la position et le rôle particuliers occupés dans le clavier de l'âme par la Crédivité, afin de reconnaître les propriétés fondamentales de cette faculté qui doit faire la base de notre système des Applications de l'Impression Mentale. J'ai suivi, dans cette ébauche d'analyse, une classification et une nomenclature qui ne sont pas d'une vérité absolument générale, et que l'on doit regarder plutôt comme particulièrement relatives au point de vue tout spécial d'où nous considérons ici les passions. »

. . . .

« Quelle est l'énonciation excitatrice de la Crédivité, c'est-à-dire quel est le moyen secret à l'aide duquel on peut poser un doigt souverain sur le suprême ressort qui met en jeu toutes les fonctions de la vie? Donnons au lecteur le moyen de trouver lui-même la réponse. L'analogie y mène tout droit; il suffit de suivre la direction de ses jalons. Les voici :

» 475. Chacune des passions dites *sociales* a son signe excitateur vocal. Quel est celui de Sympathie? — C'est la relation d'un épisode de souffrances. — Et l'excitateur vocal d'Encourageabilité? — Ce mot indique assez son corrélatif *Encouragement.* — Quel est celui qu'indique Obédivité? — Il est clair que c'est le *Commandement.* — Et, enfin, quel est l'excitateur vocal de Crédivité? — La sagacité du lecteur n'a qu'un pas à faire pour nommer : l'*Affirmation.*

» 476. Pour obtenir, par l'emploi de l'affirmation, cette production régulière et à *volonté* de modifications vitales que l'on obtient ordinairement au moyen d'agents matériels, auxquels les Physiologistes en attribuent généralement le monopole, autrement dit, pour parvenir à remplacer, par des forces invisibles, impalpables, et n'ayant de point de contact qu'avec l'entendement, — la lumière, les vibrations sonores de l'air, les substances sapides, les substances odorantes, et la résistance tactile des corps; le séné et la rhubarbe, l'ipécacuanha, l'opium, le camphre, la thériaque, le chloroforme, etc., dans leurs actions physiologiques respectives, évidemment il est indispensable que l'individu destiné à subir une influence aussi inouïe se trouve placé actuellement dans des conditions toutes particulières, auxquelles la plupart d'entre nous sont, sans contredit, étrangers dans leur état habituel. En un mot, la première condition à remplir pour que l'Affirmation puisse déterminer une impression aussi profonde sur l'organisation d'une personne, c'est que cette personne soit *impressionnable*. » (*Électro-dynamisme vital.*)

Mais cette impressionnabilité, en quoi consiste-t-elle? Nous le savions déjà : l'*état hypotaxique* la constitue.

QUATRIÈME CONFÉRENCE.

Mens agitat molem.

Comment l'impression mentale peut se substituer à tous les spécifiques. — Le caractère des modifications physiologiques n'est pas inhérent à la nature des agents modificateurs. — La faculté vitale, l'organe, le spécifique. — Théorie des spécifiques. — Le moteur premier de toutes les fonctions est d'une même nature chez toutes. — Le cerveau et le ganglion. — L'âme et le corps, l'esprit et la matière.

Rappelons d'abord quelques principes fondamentaux qui ont été posés dans notre dernière conférence.

Nous avons reconnu que toutes les opérations dont l'ensemble constitue la double vie animale et végétative de l'homme sont exécutées, au moyen d'appareils nommés organes nerveux, par l'action d'une force motrice ayant son siége dans le centre de ces organes, et s'exerçant à l'aide de fils conducteurs connus sous le nom de fibres nerveuses ou nerfs. De plus, nous avons constaté que toutes ces opérations de la force nerveuse se résument en deux modes d'action inséparables et se combinent pour accomplir un même résultat général.

Le rôle de la force nerveuse, dans ces deux modes de

5

manifestation, est de subir des actions extérieures qui
réveillent son activité, et de réagir à son tour sur le domaine extérieur. Le moteur fonctionnel réclame donc,
pour développer sa puissance, l'intervention d'un agent
excitateur.

Les différentes fonctions possèdent individuellement
une classe d'agents qui leur sont particuliers, et qui, pour
cette raison, sont appelés *spécifiques*. Aux sensations spéciales correspondent respectivement la lumière, les vibrations sonores, les émanations odorantes, les solutions
sapides, la pression des corps résistants, la chaleur et
le froid, etc. Les fonctions de la vie végétative et de la
vie mixte ont pour excitateur propre l'action des corps
sur lesquels ces fonctions ont à s'exercer. Ainsi le contact des aliments avec les parois du pharynx et de l'œso-
phage excite ces organes à se contracter pour opérer
la déglutition. Parvenus dans l'estomac, les aliments y
déterminent par leur présence une irritation nouvelle
dont le résultat est cette fois de provoquer la follicule
gastrique à sécréter en abondance le suc destiné à les
dissoudre. Enfin, les divers principes constitutifs du
sang qui doivent entrer dans la composition de tel ou
tel tissu, ont la propriété de solliciter les nerfs ganglionnaires présidant à la formation de ce tissu, à les attirer
vers lui et à les y fixer.

Mais, outre ces agents excitateurs des fonctions végétatives, agents internes et purement physiologiques, il
existe au dehors toute une classe de substances qui jouissent de propriétés semblables, et auxquelles la médecine
a recours pour suppléer à l'insuffisance des excitateurs

naturels quand la maladie est venue affaiblir l'action de ces derniers. Le nitrate de potasse, le chiendent, l'asperge, employés pour stimuler l'action sécrétoire des reins, deviennent ainsi les agents spécifiques de cette fonction ; pareillement le camphre et la cantharide deviennent, bien qu'en modes différents, spécifiques de la fonction génératrice ; le tartre stibié devient celui du vomissement, le bois de gaïac celui de la sudation, etc., etc.

Nous devons ainsi reconnaître que l'exercice régulier de toute fonction de l'économie humaine résulte du concours de trois éléments, qui sont : 1° une *faculté vitale*, c'est-à-dire un mode spécial de vitalité ; 2° un *agent spécifique*, c'est-à-dire un agent spécial ayant la propriété d'exciter l'activité de cette faculté ; 3° un *organe*, par l'intermédiaire duquel la faculté reçoit l'action stimulante de son spécifique, et exprime à son tour son activité propre.

Définir la part exacte de chacun de ces trois facteurs fonctionnels, déterminer la nature intime et l'importance relative de son rôle dans l'exécution de l'œuvre commune, c'est là une question qui domine toute la physiologie, et les recherches du génie philosophique ne peuvent se proposer un objet plus important et plus élevé.

Il nous est interdit, peut-être, d'obtenir jamais une connaissance limpide, une compréhension intime, adéquate, absolue de la cause initiale de la vie ; mais si la solution de ce problème était un but que nous dussions renoncer à atteindre, il serait déraisonnable d'en conclure que nous ne devons rien faire pour en approcher

de plus en plus. Quant à nous, nous n'avons pas reculé
devant cette entreprise, et nous osons croire que nos
efforts n'ont pas été sans quelque résultat fructueux.

Toute fonction déterminée se manifeste par une reproduction constante de phénomènes semblables, c'est-
à-dire par l'identité invariable de ses caractères, par la
spécialité de *sa nature*. Mais les caractères constitutifs
de cette nature spéciale, où les puise-t-elle? Est-ce dans
la faculté vitale, est-ce dans son organe, est-ce enfin
dans son agent? L'opinion qui prévaut de nos jours,
c'est que les propriétés des trois éléments fonctionnels
concourent par égales parts à constituer la *nature* de la
fonction.

Cet avis n'est pas le mien, et je vais chercher à établir, autant que me le permettent les limites d'une
simple leçon, que cette nature appartient entièrement,
d'une manière immuable et exclusive, à la faculté vitale;
qu'elle est essentiellement étrangère tout à la fois à l'organe et à l'agent excitateur. Le philosophe entrevoit déjà
les conséquences d'une telle démonstration.

La physiologie expérimentale se charge à elle seule
de prouver que tout spécifique peut être remplacé, dans
la production du phénomène essentiel et caractéristique
de la fonction, par une action excitatrice de nature
quelconque, qu'elle soit mécanique, physique, chimique, etc., à la seule condition qu'elle s'exerce sur le
centre ou sur les conducteurs de l'appareil nerveux.

Un courant galvanique, dirigé à travers l'épaisseur du
nerf spécial d'une fonction, détermine l'exercice de cette

fonction, et le mode de cet exercice est essentiellement identique à celui de l'exercice provoqué par l'agent spécifique lui-même. Par exemple, la galvanisation du nerf optique détermine une sensation lumineuse, c'est-à-dire une sensation de même nature que celle qui est éveillée par la lumière elle-même; la galvanisation du nerf acoustique donne lieu à une sensation de bruit ou de son, autrement dit à une sensation de même nature que celles produites par les vibrations de l'air frappant le tympan de l'oreille; la galvanisation des nerfs olfactifs et gustatifs s'accompagne respectivement des sensations d'odeur et de goût, soit de sensations de même nature que celles que les émanations odorantes et les solutions sapides ont la propriété de susciter. Enfin, si nous soumettons à l'action irritante du galvanisme les diverses fibres nerveuses entre lesquelles se partage le travail de la vie nutritive, qu'arrive-t-il encore? Ce qui se produit uniquement et invariablement, c'est la mise en jeu des fonctions correspondantes suivant leur mode habituel, c'est-à-dire que l'effet est identique, sous l'influence de cette action banale, à celui que provoqueraient les spécifiques eux-mêmes. Ainsi, en irritant par le galvanisme les nerfs dont la fonction spéciale est de faire naître les contractions de l'estomac, on provoque toujours ces mêmes contractions et pas autre chose; et, d'autre part, nous activons la sécrétion des sucs produits par cet organe, en portant la même action irritante sur les nerfs en rapport spécial avec ses glandes.

Ces faits, dont nous pourrions prolonger indéfiniment l'énumération, sont une preuve concluante que la nature de toute fonction, soit animale, soit végétative, est *extrinsèque* à son agent spécifique, qu'elle lui est essentiellement étrangère.

Les propriétés caractéristiques de la fonction résidant toutes en dehors de l'agent spécifique, d'où résulte donc sa spécificité? En d'autres termes, qu'est-ce qui constitue le rapport physiologique, l'appropriation particulière qui le rattache à une fonction déterminée, à l'exclusion de toutes les autres? A quoi tient-il, par exemple, que la lumière s'est constituée le seul spécifique naturel de la vision, tandis que, de leur côté, les ondes sonores se sont faites, à l'exclusion de la lumière et de toute autre force extérieure, l'unique spécifique naturel de l'audition?

Pour exciter l'activité d'une faculté vitale ou, en d'autres termes, pour déterminer la production des phénomènes qui constituent l'exercice d'une fonction déterminée, il suffit, nous l'avons vu, d'exercer une action irritante de nature quelconque sur les nerfs spéciaux de cette fonction. Dès lors, il est clair que si les nerfs se terminaient à la périphérie sans que rien en isolât les extrémités du monde extérieur, ils seraient exposés à l'action irritante de toutes les forces de la nature avec lesquelles la surface du corps est en conflit continuel. Par conséquent aussi, toutes les facultés vitales se trouveraient indistinctement en rapport avec toutes les puissances de la matière, et l'influence de celle-ci s'exercerait à la fois sur toutes les fonctions. On comprend que la nature ait voulu prévenir un tel résultat, et voici la voie qu'elle a suivie pour y parvenir :

A l'organe nerveux de chaque faculté vitale, elle a adapté un appareil accessoire destiné à restreindre les relations de cette faculté avec le monde matériel, et à circonscrire ces relations dans un cercle nettement tracé. L'*organe entier* d'une fonction se compose donc de deux pièces également distinctes au point de vue anatomique et au point de vue physiologique : la première est l'appareil nerveux, qui est l'organe conducteur des actions vitales, le seul essentiel et rigoureusement nécessaire à la génération des phénomènes fonctionnels, et que pour cette raison nous nommerons l'*organe radical;* nous appellerons *organe différentiateur* cette disposition particulière de la matière corporelle, cet appareil accessoire établi à la terminaison de chaque nerf spécial, dans le but de limiter et de préciser les attributions de ce dernier.

Qu'est-ce qui constitue la spécificité du spécifique? nous sommes-nous demandé tout à l'heure. Nous pouvons répondre maintenant que cette spécificité résulte entièrement des dispositions particulières de l'organe différentiateur. L'œil est l'organe différentiateur de la vision, et c'est grâce à lui que la lumière jouit du privilége d'exciter la vue. Si la rétine, au lieu de s'étaler en une surface concave au fond de la chambre obscure de cet instrument d'optique, développait ses fibres sur la lame spirale du limaçon de l'oreille, la lumière et la vue cesseraient de constituer deux termes corrélatifs, et dès lors il n'y aurait pas plus de rapport entre eux qu'entre les odeurs et l'ouïe, qu'entre les saveurs et le tact : la lumière aurait cessé d'être le spécifique de la vision, et les vibrations sonores auraient pris sa place par le seul fait d'une substitution d'organe différentiateur. L'oreille ayant remplacé l'œil, les vibrations de l'air remplaceraient forcément la lumière dans son rôle d'excitateur spécifique de la vue. Et, réciproquement, si nous supposons que le nerf acoustique déploie ses fibres en forme de rétine au fond de l'œil, les rayons lumineux deviennent des sons, et les objets qui réfléchissent la lumière ne sont plus *vus*, mais ils sont *ouïs*; ils ne nous apparaissent plus *rouge, orange, jaune, vert, indigo, azur, violet*, mais nous les *oyons do, ré, mi, fa, sol, la, si.*

Les organes différentiateurs des sens de l'odorat, du goût, du tact, et ceux des fonctions végétatives, sont loin de présenter l'organisation complexe et les dispositions sûrement protectrices et rigoureusement constantes qui caractérisent l'œil et l'oreille. C'est ce qui nous explique la multiplicité des agents qui sont aptes à agir sur ces sens et sur ces fonctions, et la fréquence que l'on observe dans la substitution réciproque de leurs spécificités. Ainsi, ce ne sont pas seulement les aliments les plus divers qui ont le pouvoir de réveiller les sensations du goût; mais un courant d'air frais qui glisse sur les papilles de la langue ou le contact d'un doigt introduit dans la gorge pourront causer le même effet; c'est ainsi encore que le même agent thérapeutique, le même remède employé sur des individus divers, ou sur un même sujet à différentes époques et dans des conditions différentes, se comportera parfois d'une façon inattendue et entièrement contraire à ses précédents. Dans ce cas, le remède n'est pas arrivé à son adresse, il a été atteindre une fonction à laquelle il n'était pas destiné, et cette déviation d'affinité élective a eu pour cause une anomalie congénitale ou accidentelle de certains organes différentiateurs.

Après avoir constaté que les facultés vitales sont la source des phénomènes physiologiques, et que c'est dans ce moule qu'ils reçoivent tous les linéaments de leur type constitutif, nous tenterons de nous élever à des considérations d'un ordre supérieur : nous essayerons de soulever un coin du voile qui nous cache la nature intime du mystérieux principe de la vitalité.

Avant d'aborder ce sujet, je désire présenter ici quelques observations sur la théorie des spécifiques, moins pour me conformer aux exigences de mon programme que pour répondre aux objections que l'insuffisance de mon exposé pourrait provoquer.

Il y a deux catégories à distinguer dans les spécifiques ; les uns sont *vitaux,* c'est-à-dire que leur action modificatrice porte sur l'énergie des activités vitales de l'économie. Ce sont les seuls que nous ayons en vue dans cette dissertation. Les autres exercent leurs affinités électives sur des principes d'origine étrangère ou morbide dont la présence dans le corps humain est une cause de maladie, et que la thérapeutique cherche à éliminer. L'hydrargyre, dont l'affinité neutralisante s'exerce sur le virus de la *lues venerea* [il se trouvait des dames parmi l'auditoire de M. Philips], et le chlorate de potasse qui, à son tour, a la propriété de neutraliser l'action de cet antidote, sont deux spécifiques de la seconde catégorie. Ce que nous avons dit jusqu'ici des spécifiques en général ne doit s'entendre que des premiers.

L'action modificatrice des spécifiques vitaux sur le système nutritif se réduisant, selon nous, à l'excitation des facultés vitales qui leur correspondent, comment peut-on concilier avec la théorie ce fait que des substances différentes agissent sur la même fonction de deux façons tout opposées, l'une augmentant son énergie, l'autre l'affaiblissant? Comment, par exemple, le camphre et la cantharide, tous deux spécifiques de la faculté sexuelle, puisqu'ils agissent tous deux spécifiquement sur elle, déterminent-ils néanmoins les effets diamétralement contraires d'un aphrodisiaque et d'un anaphrodisiaque? Une observation attentive du mode d'opération des spécifiques négatifs et de la marche de leurs effets, établit qu'ils sont suceptibles d'exercer tour à tour une action stimulante et déprimante, suivant la dose, et que la deuxième action peut être considérée comme une conséquence et une réaction de la première.

Le camphre et l'opium ne sont-ils pas des stimulants en même temps que des sédatifs? Du reste, cette question est complexe, et, pour la discuter à fond, il faudrait nous engager dans des considérations analytiques dont le développement nous entraînerait trop loin. Revenons à notre sujet principal.

Il est un principe de mécanique universelle que nul ne peut contester, c'est que *les causes sont entre elles comme leurs effets*. Cette formule appliquée à la physiologie doit s'exprimer dans les termes suivants : *les fonctions sont entre elles comme leurs organes*. Étant donnés deux organes et la fonction d'un de ces organes, nous devons pouvoir, par une équation, déterminer sûrement la fonction inconnue. Nous appliquerons cette règle à la détermination proposée de la nature intime des forces vitales.

On pourra m'objecter que, dans ses applications aux problèmes de la physique organique, cette méthode de chercher et d'établir la vérité s'appuie moins sur des preuves absolues que sur de simples probabilités. J'en conviens; mais la logique veut que nous admettions, non pas seulement ce qui est rigoureusement prouvé, mais encore ce qui est extrêmement probable, c'est-à-dire ce qui a de son côté toutes les probabilités et n'a contre soi aucune preuve. Les décisions les plus arrêtées et les plus fermes de notre jugement ne sont-elles pas basées pour la plupart sur des motifs beaucoup moins puissants? Lorsque vous rencontrez dans la rue quelque chose qui a l'apparence d'un homme, qui en a la forme, les vêtements, le visage et la voix, allez-vous, par un scrupule philosophique, commencer par mettre en doute que ce soit réellement un homme, parce que, après tout, il ne serait pas impossible que vous eussiez affaire à l'automate de Vaucanson? Vous concluez sans hésiter que c'est un homme, et tenez la chose pour certaine, à cause de son immense probabilité. Ne serait-il pas follement absurde, après avoir constaté dans notre semblable l'identité des organes possédés par nous-même, de supposer que les mêmes organes n'ont point chez lui le même rôle que chez nous ; de supposer, par exemple, que sa bouche n'est point faite pour manger et parler, mais pour voir et entendre ; que ses bras, ses mains sont faits pour marcher, et ses pieds pour manier des outils ? Ne nous semblerait-elle pas révoltante l'opinion de l'homme qui, tout en admettant chez un autre homme la présence de l'organe des manifestations objectives de la pensée, lui dénierait cependant la jouissance du principe subjectif de l'âme, le sentiment, et la conscience, dont il constate en lui-même l'existence ?

La philosophie, selon moi, s'est rendue coupable de pareils écarts de logique dans ses appréciations de la nature comparative des puissances diverses qui concourent à réaliser le phénomène de la vie. Je vais avoir à me prononcer contre ces erreurs que les savants partagent avec le monde, et qui ont acquis le prestige de toute opinion ancienne régnant depuis longtemps sans contradicteur. Mais d'avance j'en appelle de Philippe endormi à Philippe éveillé, j'en appelle des préjugés qui obscurcissent l'intelligence, à la raison impartiale, dont l'inaltérable lumière est seule capable de nous montrer la vérité.

Nous avons déjà été amenés à reconnaître que chaque faculté vitale, soit qu'elle appartienne à la vie animale, à la vie mixte ou à la vie nutritive, possède un organe nerveux uniformément composé d'un centre de matière vésiculaire où cette faculté a son siége, et de tubes conduc-

teurs afférents et efférents, qui sont les ministres de ses relations passives et de ses relations actives avec le dehors.
L'anatomie établit donc qu'il y a identité de structure
essentielle entre tous les organes nerveux, soit qu'ils
fassent partie du système cérébro-spinal, soit qu'ils appartiennent au système spinal ou au système ganglionnaire. L'anatomie comparée vient confirmer le sens de
ces indications, en nous démontrant que le ganglion,
centre nerveux de la vie végétative chez toutes les espèces, centre nerveux de la vie animale et mixte chez
les espèces inférieures, doit être considéré à tous égards
comme un cerveau rudimentaire, et que nous devons
regarder le cerveau comme n'étant lui-même, à son
tour, qu'un ganglion développé.

Ainsi les organes nerveux de toutes les facultés vitales
sont essentiellement semblables entre eux. Mais les fonctions qu'ils exercent ne le sont pas moins : elles se ré-
duisent toutes, dans leur manifestation *objective,* c'est-
à-dire extérieurement au sujet lui-même, à ces deux
propriétés fondamentales : l'excitabilité et la motricité,
ou la propriété de ressentir une impression et la propriété de réagir activement au dehors.

L'anatomie comparée, avons-nous dit, ramène la
forme primitive du cerveau et des centres de la moelle
épinière au type commun du ganglion. La physiologie
expérimentale et comparative, de son côté, établit que
le mode primitif d'activité de tous les centres nerveux se
résume dans le mode élémentaire propre à l'activité du
ganglion. Exemples :

Le système cérébro-spinal des animaux d'ordre inférieur n'est pas cette tige continue sortant d'une souche renflée, qui caractérise et constitue l'encéphale et la moelle épinière des organismes plus développés ; c'est un chapelet de ganglions qui projette latéralement des filets nerveux. Le ganglion qui se trouve au bout antérieur de cette chaîne occupe l'intérieur de la tête et fait fonction de cerveau. Il est le siége du sensorium, des passions et de la volonté de l'animal. Mais ce ganglion-cerveau est si peu différent, par son organisation et par la nature de la force qui l'anime, des ganglions qui viennent après lui, ou mieux, les ganglions qui le suivent jusqu'à l'extrémité postérieure s'éloignent si peu, par leurs propriétés vitales, de la nature de ce que j'appellerai volontiers leur chef de file, que chacun d'eux est à même de le remplacer au besoin. Retranchez le ganglion capital d'un ver de terre en lui coupant la tête, le ganglion suivant, qui se trouve ainsi le premier à l'avant, prend le commandement de l'organisme mutilé ; il se fait, à son tour, cerveau ; une tête se forme autour de lui, et il manifeste tout à coup les propriétés essentielles de l'âme, la sensation, la passion, le discernement, la volonté. Il craint la douleur, évite les embûches de ses ennemis, recherche le plaisir sexuel, et se dirige vers les objets de ses désirs par une série de mouvements coordonnés qui attestent d'une manière évidente une décision du jugement, un acte de l'intelligence.

Un escarbot étant coupé transversalement par le corselet, voilà que les deux moitiés de l'insecte, telles que deux insectes complets, et quoique entièrement détachées l'une de l'autre, se meuvent séparément ; ces mouvements, rationnellement coordonnés et dirigés vers un but marqué, accusent l'action bien incontestable de *deux sensibilités*, de *deux intelligences* et de *deux volontés* s'exerçant actuellement dans une indépendance réciproque absolue. Ainsi l'abdomen fuit précipitamment sur ses quatre pattes, comme obéissant au sentiment de la frayeur et au désir de se soustraire à la poursuite de l'ennemi, tandis que la tête semblant puiser le courage dans le désespoir, et soutenue sur ses deux ambulacres, se redresse fièrement contre l'agresseur et lui oppose une pince menaçante dont l'étreinte n'a pas encore cessé d'être redoutable.

Quelles conclusions le bon sens veut-il que nous tirions de ces faits? La première à laquelle ils nous poussent d'une manière irrésistible, c'est que toutes les facultés vitales, sans distinction, et quel que soit celui des trois ordres auquel elles appartiennent, sont essentiellement d'une seule et même nature. Mais cette nature, qu'est-elle en soi, quelle en est l'essence intime? Il m'est permis de pénétrer ce mystère en étudiant les facultés qui constituent mon âme, car ce principe, qui a le pouvoir de se réfléchir sur lui-même, de s'observer, de s'analyser, c'est moi-même, c'est mon *moi*.

Mais déjà nous avons été forcés d'admettre que cette nature est la même pour toutes les facultés vitales. Résignons-nous donc à faire ici, sur l'autel de la logique, le sacrifice suprême de nos préjugés, en adoptant la seule conclusion qui se trouve d'accord avec l'observation et le raisonnement ; cette conclusion, la voici :

Tous les centres nerveux du système ganglionnaire et

du système vertébral sont, de même que le centre en-
céphalique, des foyers de sensibilité et de pensée : *toutes
les facultés vitales sont âmes.*

Pour remplir jusqu'au bout notre programme, il nous
reste à chercher la formule de la corrélation naturelle et
vraie qui unit les termes antinomiques des deux grandes
antithèses *l'Ame et le Corps, l'Esprit et la Matière.* Mais
pour cela nous devons quitter le terrain de la biologie,
et porter notre analyse dans les régions supérieures de
l'ontologie générale.

L'impulsion originelle de tous les mouvements que
l'on observe dans la nature en dehors de la motricité des
animaux, revêt une forme unique et constante que l'on
appelle *attraction.*

C'est l'attraction terrestre qui fait tourner la meule
du moulin, et qui, d'autre part, fait monter l'aérostat ;
c'est l'attraction moléculaire s'exerçant sur des parti-
cules d'eau, qui pousse les wagons sur le chemin de
fer ; c'est elle qui promène les astres dans l'espace et
qui du gland fait sortir le chêne.

Mais qui dit *attraction* dit simplement l'*action* d'une
force *attirante* sur un objet *attiré.* Or, il serait mathé-
matiquement absurde de supposer qu'un corps puisse
agir, à distance, sur un autre corps, sans l'intervention
d'un troisième corps intermédiaire pour transmettre au
second l'action du premier. L'attraction est donc une
action transmise par l'office d'un véhicule. Mais quel

est ce véhicule ? L'alternative suivante est forcée : ou
bien c'est une substance qui s'extrait de l'objet at-
tracteur lui-même pour être lancée à travers l'espace
sur l'objet attiré, ou bien c'est une substance répandue
continûment entre les corps qu'elle unit, et qui, inerte
par elle-même, transmet, au moyen d'une série de vibrations, l'action attractive immédiatement reçue, du corps
qui l'envoie à celui auquel elle s'adresse. Dans une hypothèse comme dans l'autre, l'agent vecteur est un principe spécial dont la science est de plus en plus amenée
à reconnaître l'unité, l'homogénéité fondamentale, dans
les véhicules attractionnels particuliers actuellement
connus sous les noms de magnétisme, électricité, galvanisme, éther, etc.

Mais la science n'a pas encore affecté d'appellation
générique à ces modifications diverses d'un même principe. Nous nous permettrons de leur donner celle d'*électricité*, à l'imitation de la zoologie, qui désigne souvent
le genre par le nom d'une de ses espèces.

L'électricité, prise dans ce sens général, représen-
tera donc pour nous l'organe commun de l'attraction.
Mais cet organe n'est que l'instrument de la *force attrac-
tionnelle*. Or nous venons de voir que cette force est le
moteur premier de tous les mouvements de la matière
inerte. La force motrice originelle, dans l'ordre physique inorganique, peut donc être désignée par l'appellation caractéristique de *force électromotrice*. Maintenant, si nous demandons à l'analogie de nous faire
connaître la nature en soi de cette force, elle nous dira
qu'elle est essentiellement identique à la nature des

forces vitales, car celles-çi sont bien réellement aussi
des forces électromotrices, l'agent nerveux étant le corrélatif du galvanisme au même titre que la plupart des
autres impondérables, et rentrant, par conséquent, dans
la catégorie *électricité*.

Ainsi tous les moteurs premiers, dans la nature dite
inerte, sont des électromoteurs, et les moteurs premiers
des fonctions vitales sont pareillement des électromoteurs. Dès lors, la même induction qui nous a conduits à
identifier la nature des forces végétatives et mixtes avec
la nature des forces animiques, nous amène à identifier
encore avec celle-ci la nature de tous les moteurs premiers quels qu'ils soient. J'ose donc déclarer que tout
mouvement dans la nature est dû à l'exercice d'un principe mental : *mens agitat molem;* j'ose déclarer que tous
les principes premiers du mouvement sont des principes animiques, sont des âmes.

La matière est essentiellement et nécessairement
constituée par une réunion de parties : si elle n'avait
point de parties elle ne serait point matière. Mais la réunion de ces parties suppose une force motrice qui les
rapproche et les retient ensemble. Cette force motrice
est donc antérieure à l'agrégation qu'elle détermine et
soutient; mais en même temps elle est nécessairement
présente dans la plus petite parcelle imaginable de matière. Dès lors, en supposant la matière divisée à l'infini, nous concevons qu'elle se résout et se détruit par
la séparation complète de ses éléments primordiaux.
Mais que reste-t-il après cet anéantissement de la ma-

tière? ou, si l'on veut, qu'existe-t-il avant l'existence de la matière? Je réponds : Ce qui lui est constamment antérieur, c'est-à-dire les forces d'agrégation et de cohésion, qui la précèdent et la produisent.

Les éléments constituants de la matière sont donc ces forces elles-mêmes, c'est-à-dire les moteurs premiers, c'est-à-dire des principes de nature identique à celle de l'âme, soit des *monades animiques;* et la matière n'est plus dès lors que la résultante de ces forces agissant réciproquement les unes sur les autres.

Concluons donc qu'il n'est qu'une essence, qu'un principe primordial, dans la composition de l'Univers. Cette essence, c'est celle de l'âme, c'est-à-dire une essence constituée par la triple faculté de sentir, de juger et de vouloir.

Qu'on ne se hâte pas trop de se récrier, car je demanderais à mes contradicteurs : qu'est-ce que la matière? Et force leur serait de convenir que la matière ne peut être autre chose que l'ensemble de ses propriétés. Or la physiologie des sensations nous a appris que les propriétés que nous attribuons aux objets n'appartiennent en réalité qu'à notre sensorium, qu'à notre âme seule.

Si, dès lors, il nous est interdit de juger de la nature intime de la matière d'après les seules propriétés que nous lui connaissions, à quoi pourrons-nous l'assimiler dans notre esprit, si ce n'est à la seule chose dont nous avons une connaissance réelle, c'est-à-dire à notre pensée, à notre moi pensant, à notre âme?

L'agrégation des monades animiques produit la matière, et de leurs différents modes d'agrégation résulte la diversité des corps.

On dit dés corps organisés qu'ils sont doués d'*une âme,* dans ce sens que, parmi les âmes (monades) dont ils sont formés, il en est une qui est à la tête de toutes les autres, et à la présence de laquelle est attachée la durée de l'existence du corps tout entier. Tant que l'âme centrale occupe sa place dans le corps, le tourbillon de monades qui le constitue continue à rouler harmonieusement sur son foyer d'attraction : Le *corps* VIT. Quand l'astre central abandonne son aire, les astres secondaires s'arrêtent sur leurs cercles, des centres de gravitation divers les attirent ailleurs dans de nouveaux orbites, et ils sont dispersés : privé de son âme, le *corps* MEURT.

Frappés de ce fait universel que l'étendue des facultés manifestées par un corps vivant est en raison de la complexité et de la multiplicité de son organisation, certains philosophes ont cru devoir en conclure que les facultés sont le produit de l'organisation elle-même.

Non, l'âme, toute âme, possède intrinsèquement toutes les facultés à un degré infini ; il est impossible de la concevoir autrement ; mais l'expansion de son activité est limitée par la sphère d'activité des monades ambiantes. Cette distribution spéciale des monades d'un corps vivant, qui constitue ce que l'on nomme l'*organisation*, a pour but de favoriser l'exercice des facultés de l'âme centrale. On conçoit dès lors que, plus l'organisation d'un corps sera développée, plus les pouvoirs de son âme seront libres d'entraves, plus ils se montreront étendus, plus ils nous apparaîtront grands, sans que l'âme cesse pour cela d'être virtuellement identique à elle-même et semblable à toutes les autres.

Résumons les considérations qui précèdent dans les conclusions suivantes :

1° La matière est un composé de monades, ou atomes indivisibles ;

2° La différence des corps résulte d'une différence dans le mode d'association des monades qui les composent ;

3° La monade est une âme ;

4° Toutes les âmes sont virtuellement égales entre elles, et infinies dans la puissance de leurs facultés ;

5° Les pouvoirs virtuellement infinis de l'âme sont limités par la matière ;

6° La différence manifestée entre les âmes est contingente et non essentielle ; elle est due à la différence des actions exercées par la matière sur des âmes distinctes ;

7° La quantité de puissance exercée par une âme est en raison du développement organique de son corps.

CINQUIÈME- CONFÉRENCE.

Non multa sed multum.

Manuel opératoire. — Marche à suivre dans le développement des phénomènes idéoplastiques. — Dangers du braidisme. — Applications médicales. — Corrélation symptomatologique et étiologique entre les modifications braidiques et les modifications pathologiques. — Actions
thérapeutiques respectives de l'hypotaxie et de l'idéoplastie. — Applications chirurgicales. — Anesthésie opératoire et action sédative sur les
opérés. — Applications à la pathologie. — Applications à la médecine
légale. — Applications à l'orthopédie morale et à l'éducation. — Applications à la physiologie et à la psychologie expérimentales.

Le braidisme est digne de nous étonner par l'immen-
sité de ses applications ; mais cet art n'est pas moins
admirable par la simplicité extrême de ses moyens, car
c'est à l'aide d'un agent unique qu'il lui est donné de
tout accomplir. Aujourd'hui mon programme m'oblige
à vous initier au maniement facile de ce merveilleux
instrument, dont nous nous sommes contentés jusqu'ici
d'examiner la construction et les usages. Toutefois, sachez-
le bien, Messieurs, cet instrument précieux est une arme
à deux tranchants, une arme faite pour combattre les
infirmités physiques et morales, mais pouvant en même

temps, en des mains malhabiles ou malavisées, porter elle-même tous les coups dont elle est destinée à nous garantir. Les indications générales auxquelles je me vois forcé de réduire cette instruction pratique, suffiront pour mettre l'expérimentateur circonspect à l'abri de tout accident. Quant aux abus coupables, ils constituent un danger très-grave, mais auquel la société seule peut pourvoir. Notre devoir se borne à le signaler.

La braidisation est une opération par laquelle on cherche à déterminer sur l'homme différentes modifications physiologiques destinées, soit à remplir certaines indications d'un traitement médical ou chirurgical, soit à faciliter des études expérimentales de biologie.

Ces modifications s'obtiennent par une action de l'opérateur sur l'imagination de son sujet, c'est-à-dire par une impression mentale. Le modificateur moral employé à cet effet est principalement l'*affirmation;* elle s'adresse à un sentiment spécial que nous avons nommé *crédivité.* L'*esprit d'imitation* est une autre tendance de l'âme sur laquelle on peut agir efficacement en vue du même résultat. Pour que l'affirmation produise l'effet désiré, il n'est peut-être pas superflu de le faire observer, elle doit être essentiellement *affirmative,* c'est-à-dire empreinte de tout ce que le ton de la voix, l'expression du regard et des traits du visage, le maintien, l'attitude et la démarche de l'opérateur peuvent ajouter de force à la signification grammaticale de cet acte de la parole.

L'action idéoplastique ne peut s'exercer avec une énergie suffisante sur le plus grand nombre des individus, qu'autant qu'ils ont été, par une préparation préalable, disposés à la subir. Cette préparation, que nous avons désignée par le nom d'*hypotaxie,* a pour effet d'altérer l'état nerveux cérébral du sujet, en limitant étroitement le champ de ses pensées. Pour atteindre ce résultat, on soumet les sens à certaines impressions tendant à induire l'esprit dans une sorte de contemplation passive où son rôle se réduit à la conscience pure de la sensation. Pour remplir cet objet, les impressions hypotaxiques doivent être simples, homogènes et exclusives. On comprend dès lors la nécessité d'isoler le sujet avec un soin extrême de toute excitation capable de détourner l'attention de son légitime objet.

Tels sont les principes généraux de l'hypotaxie et de l'idéoplastie. L'opérateur devra les avoir constamment en vue, et la manière dont ils seront observés décidera toujours du résultat final de l'expérience.

Expérimentez dans une pièce solitaire où l'on ne soit troublé par aucun bruit. Bannissez-en les pendules, s'il y en a, et que la consigne soit inexorable pour les importuns. Le local possédera une température agréablement chaude et sera modérément éclairé. La lumière artificielle est préférable ici peut-être à celle du soleil.

Soyez calme, et comme votre principale force consiste dans la confiance qu'a en votre pouvoir celui qui s'apprête à l'éprouver, commencez vous-même par vous pénétrer de cette salutaire confiance afin de l'inspirer aux autres. Si elle vous manque, simulez-la ; ne laissez percer aucun doute, ne trahissez aucune hésitation, ou bien résignez-vous à la ruine de votre prestige, et ne soyez point surpris de votre impuissance.

Que le sujet se soumette aux expériences avec un esprit libre de toutes préoccupations étrangères, et avec une volonté bien arrêtée de se prêter à toutes les exigences de l'opération avec une entière franchise. Pour éviter que son amour-propre se mette malencontreusement de la partie, vous devez lui faire entendre qu'il n'y a aucune gloire à triompher de l'influence braidique, puisqu'elle ne peut pénétrer chez nous et prendre possession de nos facultés qu'autant que nous avons bien voulu lui ouvrir la porte. Il est également important que l'estomac du sujet soit vide.

Vous avez, je suppose, à expérimenter sur une réunion de personnes. Faites-les asseoir sur des siéges placés latéralement en ligne et les dossiers tournés du côté du jour, afin que la lumière directe ne rencontre point les yeux des sujets. Donnez ensuite à chaque personne un objet à tenir dans la main pour faire office de point de mire. Les électro-biologistes emploient à cette fin un disque de zinc de deux centimètres de diamètre, et dont le centre est formé par un clou de cuivre enchâssé dans l'autre métal. Tout corps brillant et d'une petite dimension peut remplir le but désiré.

Ces premières dispositions prises, vous invitez vos sujets à s'établir sur leurs siéges dans une position facile à garder, et à tourner les yeux vers le point de mire placé dans une main, en tenant celle-ci à 45 centimètres de ces organes et à la hauteur de la ceinture. Vous leur faites entendre qu'ils doivent concentrer sur ce point, d'une manière exclusive, leurs regards et leur attention ; qu'ils doivent borner autant que possible l'exercice de leur pensée à un acte de perception et de conscience relatif à l'impression visuelle ressentie, et s'abstenir de passer de cette contemplation purement sensoriale à une contemplation réfléchie et analytique où l'imagination se donne carrière. Ils devront s'interdire, en outre, tout mouvement volontaire, sauf le clignement des paupières. Enfin, vous les priez d'attendre patiemment le terme de cette épreuve, qui durera de 15 à 20 minutes. Si durant ce temps le sommeil se fait sentir, ils devront s'y abandonner.

Le moment venu, approchez-vous doucement des sujets, retirez le disque de leurs mains, et invitez chacun d'eux en particulier à fermer les yeux, si toutefois ils ne sont déjà clos. Cela fait, passez vos sujets en revue, et appliquez-leur successivement la manœuvre suivante. Debout et en face de la personne, prenez sa main droite dans la main gauche, de façon que votre pouce en remplisse tout le creux et appuie fortement sa pulpe dans le sillon qui sépare les deux éminences thénar et hypothénar, et au point précis où le nerf médian émerge du ligament annulaire. En même temps pratiquez une légère friction de la main droite sur les paupières closes du sujet, en allant de haut en bas et en pressant doucement la paupière supérieure sur l'inférieure ; au bout de 30 à 40 secondes de ce manége, posez votre main droite sur sa tête, le pouce fortement appliqué sur le front, tandis que de votre main gauche vous continuez à serrer la sienne.

Ces manipulations ont pour but, soit d'enrayer l'innervation périphérique par la compression de certains trajets nerveux, et d'accroître ainsi l'hypernévrie cérébrale; soit d'impressionner l'imagination du sujet par la voie de la sensibilité tactile, en lui faisant, pour ainsi dire, *sentir qu'il est entre vos mains*; soit enfin de provoquer de vous à lui ce conflit direct des deux innervations, que les mesméristes supposent pouvoir s'établir à l'aide de pareils contacts.

Au moment de suspendre ces manœuvres, dont l'action est indubitable, quelle qu'en soit d'ailleurs la vraie théorie, annoncez à votre sujet qu'il va bientôt se trouver dans l'impossibilité d'ouvrir les yeux. Frictionnez-lui doucement les paupières encore une fois, puis replacez votre main sur sa tête, le pouce près de la racine du nez, et, cela fait, prononcez les paroles suivantes d'un ton assuré et avec une nette accentuation : *Vous ne pouvez plus ouvrir les yeux!*

Si, en dépit de votre affirmation, les yeux s'ouvrent, renouvelez jusqu'à deux fois la même tentative; si vous échouez, abandonnez ce sujet pour passer à un autre. Les personnes *influencées* feront des efforts plus ou moins énergiques pour ouvrir les yeux, sans pouvoir y réussir. Ces efforts se traduisent par les contractions du muscle occipito-frontal et la tension de la paupière supérieure, dont le muscle élévateur reste paralysé.

Après avoir constaté l'état de vos sujets à l'aide de cette exploration, vous faites sortir des rangs ceux qui n'ont pas offert les signes de l'état hypotaxique; vous passez ensuite, et sans perdre de temps, aux applications idéoplastiques telles que nous allons les décrire tout à l'heure.

Le procédé hypotaxique des électro-biologistes n'est pas moins efficace que celui de M. Braid, et il mérite en général la préférence, parce qu'il épargne au sujet la fatigue résultant de la convergence supérieure interne des yeux, qui a lieu s'il prend son point de mire sur son front. Cependant, comme il serait bon d'essayer de cette dernière manière dans les cas où la première aurait échoué, je crois utile de donner ici la description d'un appareil de mire imaginé par MM. Demarquay et Giraud-Teulon. Cet instrument consiste en une boule brillante en acier d'un centimètre et demi de diamètre, montée sur une tige qui glisse elle-même, à frottement doux, dans une monture à charnière fixée sur un frontal ou diadème qu'une courroie assujettit autour de la tête.

Un grand nombre de personnes hypotaxiées à l'aide du disque accusent une sensation particulière de nature à faire supposer que cet objet ne sert pas seulement de but à la vue, mais qu'en même temps il exerce une action directe et locale sur l'innervation. Cette sensation est un fourmillement qui se déclare d'abord dans la paume de la main, au point occupé par le métal, se propage ensuite le long des grands trajets nerveux du bras, et arrive enfin à la tête, où le sujet ressent alors une impression étrange, *comme par une invasion de vapeurs,* et se trouve pénétré du sentiment qu'un grand trouble vient de s'opérer en lui. Il est toujours *influencé* en pareil cas. J'ai pensé jusqu'ici que les propriétés *névragogiques* des métaux, signalées il y

a dix ans par un praticien de cette ville, M. le docteur
V. Burq, et constatées depuis par MM. Rostan, Trousseau,
Lévy, Bouchut, et plusieurs autres médecins des hôpitaux de Paris, pouvaient expliquer ce curieux effet, et
peut-être fournir un perfectionnement désirable aux
moyens actuels de l'hypotaxie. M. Burq a consigné dans
plusieurs écrits les résultats de ses importantes recherches. Ceux de nos lecteurs qui ne voudront pas rester
étrangers à une découverte aussi intéressante pour la
physiologie, la médecine et la physique elle-même, devront consulter une brochure ayant pour titre : *Traitement des maladies nerveuses par les applications métal-
liques*, par V. BURQ, docteur-médecin de la faculté de
Paris, 1853, chez Germer-Baillière, et chez l'auteur,
cité Trévise, 5.

Occupons-nous maintenant de l'instrumentation idéoplastique.

Prenez en premier lieu celui des sujets qui vous a
paru le plus fortement hypotaxié, car il est important
que l'expérience réussisse dès le début, pour que la
vue des effets produits frappe et dispose l'imagination
des autres. Saisissant le sujet par la main, et appli-
quant votre main droite sur son crâne suivant les règles
du manuel d'exploration hypotaxique, vous l'invitez à
vous regarder, et vous fixez vos yeux sur les siens pendant une trentaine de secondes. Votre regard doit être
pénétrant, assuré, et d'une fixité parfaite; il doit exprimer une détermination calme mais péremptoire.

Commencez par paralyser les paupières comme vous

l'avez fait déjà; lorsque le sujet s'est essayé inutilement pendant quelques instants à vaincre l'obstacle que vous venez de créer, vous détruisez cet effet de l'affirmation par une affirmation contraire. Dites-lui simplement : *Vous pouvez ouvrir les yeux,* et il les ouvrira.

Pour fortifier l'autorité de vos paroles, il convient de les accompagner d'une action matérielle à laquelle la raison du sujet puisse rattacher avec moins de répugnance qu'à de simples formules, l'influence mystérieuse qui s'exerce sur lui. Prenez, par exemple, une tige de métal, à laquelle les idées confuses d'une personne du monde sur la physique prêteront volontiers les propriétés d'une électricité fantastique. Alors, au lieu d'affirmer purement et simplement au sujet la production de l'effet que vous voulez obtenir, affirmez que cet effet aura lieu *dès que vous aurez touché de votre baguette tel ou tel point de son corps.* Vous pouvez employer deux signes distincts respectivement applicables aux effets positifs et aux effets négatifs; user par exemple d'une baguette de fer pour les premiers, et d'une baguette de cuivre pour les seconds.

Après avoir paralysé les paupières, faites l'expérience inverse, contracturez les muscles élévateurs. Vous invitez le sujet à vous regarder avec de grands yeux, et pour l'y engager donnez-lui l'exemple en ouvrant largement les vôtres. Passez légèrement le doigt sur le bord supra-orbital de ses yeux, posez votre main sur sa tête comme il a été dit précédemment, et regardez-le fixement dans le *blanc de l'œil* l'espace de dix secondes, après quoi dites-lui : *Vous ne pouvez plus fermer les yeux,* etc.

On peut faire en troisième lieu l'expérience que voici : vous dites au sujet de joindre les mains et de les serrer fortement l'une contre l'autre. Cela fait, vous malaxez rapidement ses muscles des avant-bras, vous pressez dans votre main droite ses deux mains réunies; vous placez ensuite la même main sur sa tête, vous plongez un regard profond dans ses yeux, et vous lui déclarez qu'il est dans l'impossibilité de séparer ses mains, etc.

Il serait plus que superflu de décrire séparément chacune des expériences qui peuvent se pratiquer. Votre sagacité dégagera sans peine ce qu'ont de général les règles particulières que je viens de tracer, et vous les appliquerez aux différents cas spéciaux avec des modifications appropriées qui s'offriront d'elles-mêmes à votre esprit.

Toutes les fonctions de l'économie ne sont pas également susceptibles de recevoir l'influence idéoplastique. Cette influence se propage parmi elles suivant certaines lois constantes qu'il est indispensable de connaître pour expérimenter avec intelligence et avec fruit.

La première de ces lois fixe le rang de chaque fonction dans un ordre progressif de susceptibilité; la seconde veut que l'influence s'élève dans cette échelle *d'une manière continue,* de telle sorte qu'une fonction quelconque étant influencée, toutes les fonctions formant les termes précédents de la progression se trouvent influencés *à priori* et *à fortiori;* une troisième loi, c'est que l'influence, en atteignant une fonction, accroît par cela même la susceptibilité de la fonction qui suit immédiatement dans la série.

La conclusion pratique à tirer de ces principes naturels, c'est que l'expérimentation doit suivre fidèlement dans sa marche la progression des fonctions par ordre de susceptibilité.

Il me reste maintenant à vous faire connaître cette marche obligée ; mais auparavant il est peut-être à propos que je cite un exemple de nature à faire clairement saisir le sens de l'analyse qui vient d'être faite. Je suppose donc que vous avez à braidiser une personne qui ne l'a pas encore été ; si vous débutez en lui affirmant d'emblée qu'elle a oublié son nom, que, les yeux ouverts et en plein jour, elle ne voit goutte, ou bien qu'elle se livre à l'exploration des glaces du pôle arctique, tandis qu'en réalité elle est mollement assise dans un boudoir confortable de Paris, vingt-neuf fois sur trente votre affirmation ne provoquera qu'un dédaigneux démenti ; mais, au contraire, cet essai pourra pleinement réussir sur la même personne si vous avez pris soin d'établir d'abord votre empire sur son système musculaire, et, successivement, sur ses sens et sur sa mémoire.

L'ensemble des phénomènes idéoplastiques, considérés dans l'ordre de leur production, s'échelonne en trois périodes dont chacune est caractérisée par un état physiologique général très-distinct.

La *première période* a pour caractères généraux la *veille* et l'*allonomie* (le contraire d'*autonomie*), c'est-à-dire que le sujet y est pleinement éveillé et se rend compte de ce qui se passe autour de lui, mais en même temps est assujetti à la volonté de l'opérateur en ce qui concerne la motricité et une partie des fonctions sensoriales et mentales. Les modifications spéciales comprises dans cette période se succèdent ainsi : paralysie, contracture et mouvements incoercibles des muscles volontaires de la tête, du larynx, des membres supérieurs et inférieurs, et du tronc ; — diminution et augmentation de la sensibilité générale superficielle ; illusions du goût, de l'odorat, de la myesthésie (sensibilité musculaire), de la thermesthésie (sens de la température) ; — obsessions monomaniaques ; — extension et lésions de la mémoire ; — modification des affections.

Nous ferons remarquer en passant que l'ordre dans lequel les divers sens sont assujettis à l'hallucination idéoplastique est inverse de l'ordre suivi, au dire des aliénistes, par l'hallucination morbide.

Certains symptômes pathologiques ont un rapport frappant avec cet état physiologique factice ; ce sont les symptômes de la *folie musculaire,* ceux de la *folie pseudesthésique,* ceux de l'hystérie et ceux de la monomanie, particulièrement dans la variété de ces maladies qui tient à une contagion morale.

Deuxième période. Signes physiologiques généraux : *sommeil somnambulique* et *allonomie.* Modifications spéciales successives : état cataleptique général ou partiel avec accélération du pouls ; — illusions et hallucinations de l'ouïe, de la vue, et généralement de tous les modes de la sensibilité, ainsi que du sentiment de l'*identité propre ;* — anesthésie profonde ; — modifications végétatives fonctionnelles et organiques.

Cette période est surtout celle des applications médicales et chirurgicales. La physiologie pathologique ou

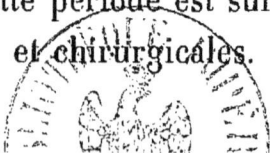

7

tératologique lui fournit des analogues dans la catalepsie, le sommeil avec rêves, le somnambulisme de premier degré, le délire, l'ivresse, les illusions et les hallucinations de tout genre; la lycanthropie et autres métamorphoses imaginaires; la *stigmatisation* des extatiques, etc.

Troisième période. Signes physiologiques généraux : *somnambulisme hyperphysiologique* et *autonomie*. Le sujet a recouvré l'intégrité de sa liberté et de sa raison, mais ses sens et son intelligence, qui acquièrent la perception et la connaissance des choses extérieures avec une facilité, une étendue et une précision extrêmes, s'exercent sans le concours apparent d'aucun organe et d'aucun milieu de transmission. Les analogies d'ordre pathologique et d'ordre tératologique sont ici le somnambulisme lucide, l'extase religieuse, le délire prophétique, etc. La troisième période idéoplastique ouvre tout un monde nouveau à la physiologie et à la psychologie.

Les deux premières périodes ont, comme nous venons de le voir, un caractère commun, la perte de l'autonomie ou *allonomie*. La deuxième et la troisième sont caractérisées à la fois par une somniation active durant laquelle les divers actes de la vie animale s'accomplissent, mais sans laisser aucune trace dans la mémoire du sujet dès qu'il est rentré dans l'état normal. La première et la troisième période se ressemblent en ce que dans l'une et dans l'autre la raison conserve ou récupère toute sa force et toute sa clarté naturelles.

Les modifications de la vue déterminent invariablement (du moins d'après notre expérience) le passage subit de la première période à la deuxième.

On amène la transition de la deuxième période à la troisième en affirmant au sujet qu'il est actuellement capable de percevoir l'impression et d'obtenir la notion exacte de certaines choses avec lesquelles il ne saurait avoir de communication par aucun des moyens de la sensation et de la connaissance constatés jusqu'à présent par la physiologie. Affirmez-lui d'abord, par exemple, qu'il peut voir l'objet que vous tenez caché dans votre main, qu'il peut écrire et lire les yeux bandés. Procédez du moins au plus, suivant la règle générale. Une fois dans cette condition hyperphysiologique, le sujet ne subit plus qu'à un faible degré vos impressions affirmatives, surtout si elles ont pour but de le faire retomber dans la phase de l'illusion. Vos paroles, qui eussent suffi naguère pour faire apparaître à sa vue les scènes les plus fantastiques, amènent maintenant sur ses lèvres un sourire de défi. Si vous lui annoncez, je suppose, qu'un lion terrible s'avance vers lui pour le dévorer, loin de manifester aucune crainte, il vous répond avec calme que c'est là une plaisanterie dont il n'est point dupe, *mais qu'il aperçoit clairement ce qui se passe en ce moment dans votre esprit,* qu'il peut vous suivre rétrospectivement dans tous vos actes de la veille et des jours précédents, etc., etc. Ces faits, qui consternent notre science si orgueilleuse et pourtant si impuissante encore, je les ai observés dès le début de mes expériences *électro-biologiques,* et je les ai fait constater par plusieurs de mes élèves; mais j'ai pensé qué le temps n'était pas encore venu d'en parler publiquement. Aujourd'hui que je suis couvert par la responsabilité de garants tels que MM. Carpenter, Rostan, Azam, Gigot-Suard, etc., je puis sortir de la réserve que je m'étais imposée.

Pour rappeler à l'état normal le sujet parvenu à la troisième période, vous le prévenez de votre intention, vous obtenez son consentement, et vous le priez de se recueillir. Laissez s'écouler quelques secondes ; puis, l'interpellant par son nom, dites avec force : *Voilà qui est bien, c'est fini !*

L'état hypotaxique ne se révèle le plus souvent par aucun signe extérieur spontané ; on observe cependant chez beaucoup de sujets un mouvement oscillatoire de la pupille durant le temps de contemplation ; d'autres en moins grand nombre offrent une expression d'hébétude et sont dans la stupeur ; enfin, sur un quinzième environ des individus qu'elle influence, l'hypotaxie provoque immédiatement et sans l'intervention de l'action idéoplastique, le sommeil, la catalepsie et une anesthésie plus ou moins intense et plus ou moins profonde.

L'affirmation suffit pour dissiper l'état hypotaxique si la première période n'a pas été franchie : *Vous voilà bien !* telle est la formule. Mais ce moyen est insuffisant s'il y a eu sommeil. Alors il faut y joindre le flairement du charbon de bois, des frictions descendantes de la tête aux pieds, et l'action d'un courant d'air frais.

Les *crises nerveuses* qui se produiraient devront être combattues à l'aide des mêmes procédés. Si une syncope venait à se déclarer, il faudrait ajouter à l'emploi des moyens que je viens d'énumérer, des insufflations sur la région du cœur, et de vives frictions *avec la main nue* sur tout le corps. L'application d'armatures de laiton pourrait aussi être essayée. Des accidents aussi graves sont heureusement d'une extrême rareté, mais ils sont possibles, et l'expérimentateur doit se sentir prémuni contre tout événement. Surtout, que le calme ne l'abandonne point, et il sera à l'abri du danger.

Il nous reste maintenant à étudier le braidisme dans ses applications utiles.

En présence des effets physiologiques produits par la braidisation, tout médecin intelligent sera frappé d'un trait de lumière. Apercevant dans toutes ces modifications factices de l'économie une reproduction saisissante des symptômes qui remplissent plusieurs des cadres les plus importants de la nosologie, si le braidisme, se dira-t-il, peut produire artificiellement la totalité des symptômes constitutifs de certaines maladies, pourquoi ces maladies ne seraient-elles pas dues, *dans certains cas,* à une cause analogue à l'action braidique? Et, *en de pareils cas,* pourquoi le braidisme n'aurait-il pas le pouvoir de faire cesser ces modifications morbides de même qu'il fait cesser les modifications analogues qu'il a créées?

Il n'est donc pas déraisonnable d'espérer que la découverte de Braid apporte à la médecine un secours non moins précieux qu'inattendu contre la formidable légion des maladies nerveuses, dont les coups invisibles ont fait jusqu'à ce jour le désespoir de la pathologie et de la thérapeutique. L'analogie nous autorise en outre à penser qu'il n'est aucune catégorie d'infirmités absolument exclue des bienfaits de ce nouvel agent curatif, et déjà sur ce point l'expérience est venue confirmer les brillantes promesses de la théorie.

La médecine braidique, pas plus que toute autre, ne saurait se diriger sans la lumière du diagnostic. Pour elle, toutefois, l'analyse étiologique est très-simplifiée ; elle se réduit à déterminer les deux points suivants : 1° si la maladie apparente a pour cause primitive une lésion psychique ou une lésion somatique ; 2° si elle est idiopathique ou si elle est hétéropathique.

Par lésion *psychique*, j'entends une modification dans la manière d'être du *principe névromoteur* de tout centre nerveux, soit que cette modification constitue une altération morbide des fonctions de ce centre, soit qu'elle ne se manifeste que par une réaction morbifique sur divers points de l'économie. Je qualifie de *psychique* cette lésion, quel que soit le centre nerveux, animal ou végétatif, auquel elle se rapporte, parce que, d'après mon opinion, dont les motifs vous sont déjà connus, les forces névromotrices de la moelle épinière ou des ganglions du grand sympathique sont de même essence que la force névromotrice du cerveau, désignée par le mot *âme* (en grec, *psyche*).

J'appelle lésion *somatique* ou corporelle, toute altération physique, mécanique ou chimique des organes ou des principes organiques, qu'elle soit appréciable ou non.

Une maladie est *idiopathique* si le siége de ses symptômes se confond avec le siége de la lésion radicale dont elle dérive. Une maladie *hétéropathique* consiste dans un trouble produit dans un organe par la réaction sympathique d'une lésion située dans un autre organe. -Ces réactions s'exercent, vous le savez, en vertu des rapports nerveux établis au moyen du système ganglionnaire entre tous les points de l'économie.

Ces distinctions, dans lesquelles je regrette de ne pouvoir entrer avec plus de détails et de méthode, ont une importance majeure pour l'institution des traitements, et il importe de s'en pénétrer. Pour vous en mieux faire saisir la valeur, je les appliquerai tout à l'heure à l'étiologie d'un cas particulier. Mais, d'abord, ajoutons quelques développements explicatifs aux définitions qui précèdent.

Bien que certains pathologistes, dont le savoir du reste m'inspire la plus grande estime, aient nié la possibilité d'une lésion purement *vitale*, et n'admettent que des lésions *organiques*, vous arriverez sans peine à comprendre les lésions essentielles et primitives de l'âme. En effet, l'âme tout entière peut être modifiée, soit par l'action directe des modificateurs extérieurs qui lui sont propres, soit par l'action réfléchie ou réciproque de ses facultés sur elles-mêmes, c'est-à-dire par des *impressions sensoriales* et par des *impressions mentales,* sans aucune altération préalable dans les conditions matérielles des organes.

Telles sont les lésions factices des sens, de la mémoire, de l'intelligence, des affections, que nous produisons dans nos expériences à l'aide d'un mot, c'est-à-dire d'une *idée;* tels sont les cas de folie par cause morale, etc.

Mais peut-être vous répugnera-t-il davantage d'admettre, parce qu'il vous sera moins aisé de vous les représenter, des lésions essentiellement psychiques des centres nerveux de la moelle épinière ou du système ganglionnaire. Tous les physiologistes reconnaissent que ces foyers de l'innervation nutritive et mixte sont doués d'*excitabilité*. Or, suivant toute vraisemblance, cette excitabilité n'est pas autre chose qu'une *sensibilité* dont notre *moi* ne peut avoir conscience, par la raison bien simple qu'elle réside en dehors de *notre* propre sensorium. Il est en outre probable que ces *âmes spinales* et *ganglionnaires* — passez-moi ces hardiesses de langage — ne jouissent pas seulement de la faculté de sensation et de réaction motrice, mais qu'elles possèdent aussi le rudiment de la *pensée*. Elles sont en effet susceptibles d'habitudes et d'éducation, car les mouvements coordonnés et compliqués que nous parvenons à exécuter automatiquement à la suite d'un long apprentissage ne sont pas l'œuvre du cerveau, mais l'œuvre des forces névromotrices du système réflexe.

Cette pensée rudimentaire sera susceptible d'être troublée essentiellement comme la pensée plus vaste qui règne dans les lobes cérébraux, et ce trouble passera du foyer psychique à l'innervation qui en rayonne. Je suis disposé à regarder certaines maladies convulsives comme le produit d'une véritable folie des centres du système réflexe, c'est-à-dire d'une lésion du sentiment et de la mémoire du *rhythme*, qui caractérisent ces forces vitales d'une manière si remarquable mais encore trop peu remarquée. J'entre dans quelques développements sur cet intéressant sujet dans mon livre *Électro-dynamisme vital*, chapitre de l'*Instinct*.

Je suis également porté à croire que certains désordres de la circulation (accès consécutifs des fièvres intermittentes? fièvres ataxiques?) sont le résultat d'une affection toute psychique du système ganglionnaire.

Les maladies ayant leur source dans une lésion psychique (cérébrale, spinale ou ganglionnaire) sont les seules qui répondent exactement à la définition que l'on donne habituellement de la *névrose,* et nous emploierons ce mot à l'avenir dans ce sens déterminé.

Appliquons à un exemple cette analyse étiologique.

Je prends l'unité symptomatologique connue sous le nom de *folie.*

Maladie à lésion primitive PSYCHIQUE *idiopathique* ou, simplement, *névrose idiopathique,* la folie est l'effet d'une impression mentale faite sur l'âme, soit d'une *imagination,* d'un chagrin, d'un conflit des passions, d'un excès de méditation, etc. Névrose *hétéropathique*, elle a sa source dans une névrose idiopathique du système spinal ou du système ganglionnaire. Le délire qui se développe à la suite de certains états spasmodiques, dérive peut-être d'un trouble apporté directement dans l'âme par les impressions tumultueuses et pénibles que reçoit le sens muculaire ou le sens viscéral. Maladie à lésion primitive SOMATIQUE *idiopathique,* la folie peut être causée par un état inflammatoire ou congestif de la substance du cerveau ou de ses enveloppes, par des effusions dans ses cavités, etc.; par l'action localisée, sur la substance nerveuse, d'un virus diathésique tel que celui du rhumatisme et de la goutte erratiques et autres, etc. Maladie à lésion primitive somatique *hétéropathique,* elle peut être due à une irritation du tube digestif, à la présence du ténia dans l'intestin grêle, à la suppression du flux menstruel ou hémorrhoïdal, à une affection du foie ou des reins, à une altération du sang, etc.

Le braidisme possède deux agents thérapeutiques bien distincts, l'hypotaxie et l'idéoplastie. La première a une action calmante et somnifère qui peut remplacer avec avantage, dans beaucoup de cas, la médicamentation antispasmodique et sédative, ainsi que la chloroformisation. J'ai cité dans une leçon précédente diverses applications médicales de l'hypotaxie, d'un usage empirique.

Les applications de l'idéoplastie sont de beaucoup les plus importantes ; ce qui nous reste à dire leur est entièrement consacré.

La relation qui existe entre l'action idéoplastique et le principe de la névrose fait de la première un spécifique héroïque contre les affections de cette classe.

Les auteurs citent à profusion des cas de guérison subite de la folie, de la paralysie, de l'épilepsie, de la danse de Saint-Gui, etc., par une émotion accidentelle. Pourquoi donc avoir laissé jusqu'ici au hasard le soin d'administrer un remède dont tant d'observations démontraient l'incomparable puissance ? Pourquoi nul n'a-t-il eu l'idée de s'en emparer et de le soumettre à un système d'applications régulières ?

La névrose cérébrale, surtout si elle est idiopathique, et les névroses hétéropathiques de la vie nutritive et de la vie mixte qui dépendent d'une lésion de l'esprit, peuvent se guérir instantanément par l'affirmation. Toutefois, comme le diagnostic n'est pas toujours certain, il est sage de ne procéder que par degrés. Les fous doivent être hypotaxiés dans les intervalles lucides ; si la folie est continue, il faut attaquer directement le malade par l'affirmation, dans les instants de rémittence.

Si la névrose cérébrale tient à une lésion hétéropathique, c'est-à-dire si elle dérive d'une névrose du système réflexe ou du système ganglionnaire, par exemple d'un état convulsif des muscles volontaires ou de spasmes dans les muscles involontaires, le traitement sera principalement dirigé contre ces troubles primitifs.

Les névroses du système spinal ou du système ganglionnaire doivent être combattues par l'affirmation comme les névroses cérébrales idiopathiques elles-mêmes. Cependant il conviendrait peut-être, dans certaines affections convulsives, et notamment dans la chorée, de joindre aux impressions mentales faites sur le centre cérébral, une action idéoplastique directe sur les centres nerveux affectés. L'affection de ces centres, qui se traduit par des mouvements musculaires désordonnés, peut tenir selon moi à une lésion de la faculté caractéristique de ces âmes spinales, cette faculté consistant dans leur aptitude à apprendre, à se rappeler et à observer, dans les mouvements réguliers dont l'exécution leur est confiée, le rhythme des mouvements semblables qui ont été imprimés aux membres un certain nombre de fois par l'action continue de la volonté ou par un secours étranger. Cette théorie pathologique indiquerait que des impulsions régulières imprimées artificiellement aux membres, de façon à imiter leurs mouvements naturels, doivent tendre à modifier, par la voie de l'excitabilité musculaire, le trouble survenu dans le jeu des forces incito-motrices, et à supprimer, en même temps que cette perturbation psychique, la perturbation nerveuse et musculaire qui en est le produit. Les guérisons de la chorée obtenues jadis par l'emploi d'une danse réglée, et de nos jours par la gymnastique, justifient peut-être notre hypothèse.

Si le diagnostic établit que la folie est un symptôme d'une lésion somatique, le traitement principal devra être celui qui convient aux affections de cette dernière classe. Ces états morbides s'accompagnent en général d'une douleur locale; affirmez la cessation de cette douleur, et vous atteindrez l'altération qui en est la source.

Si la maladie résulte d'un arrêt dans une fonction, affirmez que cette fonction va rentrer en activité. Pour accroître l'efficacité de l'affirmation en pareil cas, surexcitez dans l'esprit du malade, par tous les moyens possibles, le souvenir des sensations spéciales dont s'accompagne l'exercice de la fonction qu'il s'agit de stimuler. La menstruation se rétablira d'autant plus facilement qu'elle est habituellement plus douloureuse, parce que l'affirmation déterminera dans ce cas une impression sensoriale d'autant plus vive.

Le traitement devra être plus ou moins lent, suivant que la lésion sera plus ou moins profonde. Ménagez votre influence sur le malade : évitez qu'elle se brise contre un premier échec. Allez progressivement; n'affirmez d'amélioration à venir que dans la mesure des encouragements légitimes que vous puiserez dans les résultats déjà obtenus.

Faites usage, dans tous les cas, d'un *simulacre* de médicamentation destiné à entretenir l'action curative de l'imagination durant l'intervalle des applications idéoplastiques. Ce sera par exemple de l'eau distillée, du sucre de lait, ou toute autre substance inerte que vous présenterez sous l'étiquette d'un puissant remède.

La médication idéoplastique est directe ou indirecte, curative ou palliative, principale ou adjuvante. Directe, elle consiste dans l'affirmation pure et simple de la guérison, soit que vous annonciez que cette guérison sera partielle ou qu'elle sera complète, qu'elle doit s'établir graduellement ou se réaliser d'emblée. Cette marche est celle qui convient au traitement des névroses.

La médication indirecte se propose de faire naître certaines modifications fonctionnelles qui ne sont pas la guérison même, mais des moyens de guérison. Dans ce but, il faut annoncer affirmativement la production du résultat spécial désiré. Si, par exemple, il s'agit d'obtenir le vomissement, on administre au malade un verre d'eau pure en lui affirmant que c'est un vomitif dont on attend un grand effet.

L'idéoplastie peut souvent pallier là où elle est impuissante à guérir. Elle tempérera la violence des douleurs, elle modérera l'intensité de la fièvre, elle adoucira le sort du monomane en substituant à l'idée qui l'obsède une idée moins extravagante ou moins tyrannique, etc.

Enfin l'action idéoplastique, qui communique à des substances inertes des vertus médicamenteuses, peut, à plus forte raison, accroître l'efficacité des médicaments.

Le braidisme renferme un précieux anesthésique opératoire, mais c'est à l'idéoplastie qu'il faut le demander, et non pas aux seuls procédés hypotaxiques. C'est pour avoir agi autrement que certains chirurgiens ont éprouvé une déception si fâcheuse.

L'hypotaxie ne détermine le sommeil que sur un quinzième environ des individus, et ce sommeil procure rarement une insensibilité suffisamment profonde et durable pour soutenir jusqu'au bout l'épreuve d'une grande opération. L'idéoplastie nous fournit une anesthésie profonde et permanente, une anesthésie que l'opérateur peut gouverner, qu'il peut accroître ou diminuer, entretenir ou suspendre à son gré par sa seule parole, et qui peut se prolonger sans danger une heure entière.

Soumettez le patient à une série de braidisations quotidiennes, à continuer, si le cas le permet, jusqu'à ce que vous ayez obtenu la deuxième période idéoplastique. Une fois dans cette condition, le sujet tombera instantanément dans le sommeil sous le coup de votre affirmation. Dites-lui : *Vous allez dormir pendant une heure*, et l'événement viendra confirmer vos paroles. Mais le sommeil absolu n'est ni indispensable ni avantageux à l'anesthésie chirurgicale; il convient même de l'éviter, car l'immobilité et le silence ne constituent point dans cet état une complète garantie d'insensibilité. Hallucinez plutôt votre patient, et restreignez l'insensibilité à la région du corps qui doit supporter l'opération. Par exemple, affirmez que son bras ou sa jambe est insensible, qu'*elle est de bois*, et qu'il ne saurait par conséquent y éprouver aucune douleur. Malaxez le mem-

bre pour faire en quelque sorte *sentir au patient qu'il
ne sent pas*. Assurez-vous par des piqûres et par de
fortes pressions que la sensibilité s'est retirée des tissus
profonds, ainsi que de la périphérie. Engagez l'esprit
du patient dans un cours d'idées où son imagination se
sente agréablement entraînée, et faites en sorte de l'y
maintenir. Vous pouvez alors instrumenter en sécurité.

Dans la pratique civile, le chirurgien se fait une loi
de ne jamais opérer un adulte qu'il n'ait obtenu son
consentement formel. Or la braidisation serait imprati-
cable sur une personne émue par la perspective d'une
opération imminente. La seule solution que j'aperçoive
à cette difficulté, c'est que le patient consente à l'opération pour un jour indéterminé, et que le but de la
braidisation lui reste caché jusqu'au bout.

La production de l'anesthésie opératoire n'est pas
l'unique service que le braidisme puisse rendre à la
chirurgie : ses applications sédatives seront du plus
grand secours dans le traitement des opérés.

L'éducation et la médecine de l'âme trouvent dans le
braidisme des moyens d'action d'une puissance inouïe,
qui à eux seuls portent la découverte de Braid au rang
des plus glorieuses conquêtes de l'esprit humain.

Je me borne pour le moment à vous signaler ces nobles applications du braidisme. Je ne puis entreprendre
ici de vous en exposer les règles, vu qu'elles reposent
sur des principes d'éthique et de psychologie qui ne
sont pas encore généralement connus ou admis, et dont
l'exposition nous entraînerait beaucoup trop loin.

Nous terminerons en groupant les points principaux de cette analyse du braidisme appliqué, en un résumé succinct auquel seront jointes quelques indications complémentaires.

Dans l'ordre thérapeutique, le braidisme est un polychreste pouvant toujours concourir avec fruit à la médication ordinaire, et constituant pour les affections nerveuses un spécifique d'autant plus précieux que la médecine se déclare ordinairement impuissante contre ces Protées. Comme moyen anesthésique, le braidisme n'offre aucun des dangers du chloroforme, et ce n'est pas là son unique avantage; mais il présente l'inconvénient d'un travail préparatoire qui lui ferait préférer à jamais la méthode intoxicante, si les praticiens n'étaient moins jaloux de leur temps que soucieux des intérêts du malade. — En appelant l'attention sur une catégorie d'états morbides encore ignorée ou méconnue, le braidisme acquiert une grande importance pour le diagnostic. — Il vient éclairer la jurisprudence médicale, en démontrant la possibilité de délits prévus mais mal déterminés par les anciens législateurs et que la législation moderne refuse d'admettre, et en suscitant dans l'esprit du juge chargé d'appliquer des peines un doute salutaire sur la validité des témoignages et sur la validité même des aveux de l'accusé. Que d'innocents condamnés sur la confession de crimes imaginaires! — Le braidisme nous fournit la base d'une orthopédie intellectuelle et morale qui, certainement, sera inaugurée un jour dans les maisons d'éducation et dans les établissements pénitentiaires. — La physiologie trouve dans le braidisme des moyens d'analyse inespérés dont l'absence rendait insolubles certains problèmes délicats. C'est ainsi que les physiologistes ne peuvent décider si les fibres portant les excitations de la lumière aux nerfs moteurs de l'iris sont des fibres de la sensation ou des fibres excito-motrices sans relation directe avec le sensorium. L'idéoplastie tire ainsi la science d'embarras : elle permet de frapper d'une anesthésie complète les fibres de la rétine à tel point que le sujet ne perçoit plus aucune impression lumineuse, bien que son œil soit exposé à la clarté la plus vive ; mais sa pupille, *dans la majorité des cas,* continue néanmoins à se contracter, ce qui résout la question d'une manière péremptoire. — La science de l'âme, à laquelle Gall a eu la gloire de donner une base certaine dans la physiologie du cerveau, trouvera à son tour dans les procédés de l'idéoplastie des instruments de recherche auxquels elle devra les progrès rapides que la science du corps humain a pu réaliser grâce à l'intervention du microscope.

Ainsi le braidisme ne se contente pas d'apporter des développements aux sciences acquises, il crée de toutes pièces une science nouvelle, la *psychologie expérimentale.*

APPENDICE A LA CINQUIÈME CONFÉRENCE.

Expériences faites par le professeur durant ce cours. — Observations expérimentales, médicales et chirurgicales empruntées à divers auteurs.

Nous devons à nos lecteurs le récit des expériences dont notre auditoire a été témoin. Cette relation sera faite en grande partie par les *sujets* eux-mêmes, plusieurs d'entre eux s'étant empressés de nous offrir l'appui de leur honorable témoignage dans l'intérêt de l'importante vérité que nous défendons.

Durant le cours de nos expositions au cercle de la Presse Scientifique, nous avons donné quatre démonstrations expérimentales qui vont être succinctement analysées.

La *première séance expérimentale* eut lieu au cercle de la Presse Scientifique. Les personnes de l'auditoire furent invitées à se soumettre elles-mêmes à l'expérimentation. Je ne parvins qu'après beaucoup d'instances à recruter un personnel expérimental de douze adultes, parmi lesquels se trouvaient quatre dames. Au bout de vingt minutes de préparation, je constatai l'état hypotaxique sur huit individus, dont les quatre dames faisaient partie; mais dès la cinquième ou sixième minute, deux de ces personnes (un homme et une femme) étaient passées à l'état cataleptique, et une troisième (un homme) était tombée dans le coma.

Le temps ne me permit de poursuivre les expériences que sur deux sujets. L'un d'eux va nous donner lui-même son observation. Bornons-nous à dire que c'est un homme remarquable tout à la fois par la distinction de son esprit et par l'élévation de son caractère. M. le docteur Maximin LEGRAND, l'écrivain distingué de l'*Union médicale,* qui se trouvait présent, nous dit à son sujet : « Je connais M. L... depuis quinze ans ; j'ai autant de confiance en lui qu'en moi-même. »

M. L... paraît âgé de cinquante ans. Il est grand, bien fait ; et présente un développement musculaire considérable ; il est d'un tempérament heureusement équilibré dans lequel dominent toutefois les éléments bilieux et nerveux.

Le second sujet était une jeune fille de dix-huit à vingt ans, petite, d'une complexion faible et d'une constitution lymphatico-nerveuse. Elle paraît intelligente et très-vive. Son système musculaire est rapidement subjugué par l'impression idéoplastique : assise, elle fait de vains efforts pour se lever ; debout, elle ne peut plus s'asseoir ni se pencher. Son bras droit est cataleptisé, et une chaise est suspendue par les barres du dossier à l'extrémité de ses doigts. Ce tour de force se prolonge pendant une minute sans qu'elle éprouve, assure-t-elle, la moindre fatigue. Au bout de ce temps ses genoux se ploient doucement, comme sous un fardeau, jusqu'à ce que les pieds de la chaise rencontrent le parquet ; mais le bras a conservé toute sa roideur.

J'affirme à mademoiselle N... qu'elle ne voit plus, et ses yeux, largement ouverts, deviennent immobiles et d'un aspect vitreux. La flamme d'une bougie étant portée à un centimètre de ses yeux, mademoiselle N... n'accuse aucune sensation. Quelques médecins, qui se sont approchés pour observer de près, déclarent constater une dilatation paralytique de la pupille; faisant à mon tour l'épreuve au moyen de la bougie, je n'observe qu'une diminution peu appréciable de la contractilité normale de l'iris.

Mademoiselle N... passe successivement par diverses hallucinations.

J'affirme à mademoiselle N... qu'elle va chanter bon gré, mal gré, ce qui semble la contrarier vivement. Elle ouvre la bouche, s'arrête, frappe du pied avec un geste de colère, et cède enfin à l'obsession pour nous faire entendre un air délicieux qu'elle a chanté jusqu'au bout avec une justesse de voix, une grâce et un sentiment parfaits.

J'ai dit à mademoiselle N...: « Vous êtes un prédicateur! » Aussitôt ses mains se sont jointes, ses genoux se sont légèrement fléchis, puis, la tête penchée en avant et les yeux tournés vers le ciel avec une expression de piété fervente, elle a prononcé lentement et d'un ton très-ému, quelques mots d'exhortation.

Je n'avais jamais vu mademoiselle N... auparavant. Son père, qui l'accompagnait, m'a appris qu'elle avait été souvent mesmérisée. Je suis autorisé à faire connaître l'adresse suivante : M. Nideley, rue de la Monnaie, n° 11.

Je regrette de ne pouvoir donner qu'un fragment de

la longue mais fort intéressante lettre que M. Laverdant a bien voulu m'adresser. Du reste, ces pages remarquables ne seront point perdues pour le public ; l'auteur les destine au prochain numéro du *Mémorial catholique :*

« Paris, **22** avril 1860.

« Mon cher Docteur,

» Si vous croyez utile de recueillir le témoignage des individus soumis à vos expériences, voici le mien.

» J'avoue que je ne m'étais pas pressé d'aller à vos conférences, bien que je porte intérêt à toute nouveauté sincère et sérieuse, et bien que j'aie pour vos travaux si désintéressés un affectueux respect. Je me trouvai enfin au cercle de la rue Richelieu un jour que vous fîtes suivre votre exposé de principes d'un essai d'expériences. Les jeunes gens, que vous demandiez de préférence, ne s'étant pas trouvés en nombre suffisant, je vous offris ma tête chauve et blanchissante.

» En vérité, je n'avais pas d'autre but que de boucher un trou, remplir un des fauteuils vides, et je ne nourrissais aucunement l'espérance de devenir un *sujet* intéressant. On a vainement essayé de me magnétiser autrefois, et j'arrivais chez vous persuadé qu'hynoptisme et somnambulisme sont des variétés d'un même phénomène.

» Cependant, je fixai sur votre disque un œil consciencieux et docile.

» Deux minutes ne me semblaient point passées que j'éprouvai un sentiment de fatigue et d'assoupissement. Comme il m'arrive assez souvent, entre sept et neuf heures du soir, de *piquer un chien* (c'est pour le moment l'argot des salons de Paris), je me dis : « Autant vaut dormir ici mon petit sommeil, en attendant les expériences », et je m'accommodai pour faire un somme.

» Le sommeil ne vint pas ; mais, à sa place, un engourdissement au cerveau, un malaise, un état de torpeur. Je conservai parfaitement l'intelligence des choses, car, vous voyant retirer de ma main le disque, je me dis, un peu étonné et souriant avec moi-même : « Tiens ! je suis pris. »

» J'étais pris en effet, et vous me fîtes monter sur l'estrade et asseoir dans un fauteuil. J'estimais que, depuis le début de l'expérience, cinq ou six minutes s'étaient écoulées; mes amis présents disent trois ou quatre seulement.

» Je demeurai isolé un quart d'heure environ, tandis que je vous sentais ou entendais occupé de mes compagnons d'épreuve. J'avais les yeux fermés, appesantis. Je m'agitais; je passais incessamment les mains sur la partie supérieure du crâne, comme pour me débarrasser d'un afflux excessif ou de sang ou de force nerveuse, lequel me semblait produire non pas une exaltation, mais plutôt une perturbation profonde, une perversion, une paralysie. Je n'éprouvais pas une douleur vive, pas même une souffrance précise, mais un malaise immense qui tenait, pourrais-je dire, de la souffrance morale. Je me sentais infirme, annihilé (1).

» Bientôt commença votre action sur moi, et je devins véritablement machine sous votre volonté motrice. Vous affirmiez un fait : de prime abord j'hésitais à croire; et tout aussitôt j'étais obligé de me rendre à l'évidence du fait accompli.

» — Vous ne pouvez plus ouvrir les yeux. Et vainement j'essayais d'ouvrir, et vainement mon sourcil se relevait, et la peau de mon front se ridait soulevée : les paupières restaient collées.

» — Vous êtes cloué sur ce fauteuil, vous ne pouvez plus vous lever. Et vainement mes bras libres, et qui passent pour très-vigoureux encore, s'appuyant aux bras du fauteuil, essayèrent de soulever la masse inerte du bassin et des jambes : j'étais cloué.

» — Levez-vous. Vous ne pouvez plus ni vous asseoir, ni vous baisser. Et tous mes efforts pour changer de place et rompre cet état de paralysie ridicule demeuraient infructueux. J'étais libre jusqu'à la taille à peu près, dans tout le reste du corps, asservi.

» Pendant que ces opérations suivaient leur cours, je causais avec les spectateurs les plus voisins de l'estrade, et je donnais à la masse du public le détail de mes impressions, soit spontanément, soit pour répondre aux questions qui m'étaient adressées.

» — Vous ne pouvez plus ouvrir la bouche. Et mes mâchoires se trouvèrent tout à coup soudées indissolublement.

_____

(1) Ce malaise s'est dissipé petit à petit; cependant jusqu'au lendemain j'ai éprouvé un peu de fatigue au cerveau. Il paraît que je suis d'un tempérament très-nerveux.

» Ici l'expérimentateur, après avoir ainsi diversement paralysé mon système musculaire, s'avisa de faire mouvoir ma machine à son gré, contre mon vouloir.

» — Tournez vos bras l'un sur l'autre. Je le fis volontairement.

» — Allez vite. Bien. Vous ne pouvez plus vous arrêter. Et mes bras tournèrent violemment, indéfiniment, et je ne pus les retenir, malgré que je fisse des efforts résolus et puissants pour les comprimer, les opposant dans des axes contraires, les froissant l'un contre l'autre dans une lutte désespérée. J'y épuisai vite mes forces inutilement.

» Puis vinrent deux expériences sur les perturbations des sens, qui échouèrent.

» On m'apporta un verre d'eau, et l'expérimentateur se proposait de me faire trouver dans cette eau pure telle saveur qu'il me plairait d'indiquer. Je demandai le jus de la canne à sucre, produit de mon pays lointain, et, pour le coup, je n'opposais aucune résistance, car j'avais fort envie de retrouver le goût exquis qui me fait faute depuis vingt ans, et je ne bus que de l'eau claire.

» Sur le conseil d'un médecin de l'auditoire, l'expérimentateur me proposa du vin de France : je ne goûtai encore que de l'eau.

» L'expérience sur l'odorat ne réussit pas beaucoup mieux. J'avais demandé encore un produit des tropiques, l'odeur de jamrose, et j'eus le désagrément de ne sentir que de l'ammoniaque. Ici je dois avouer, pour être exact, que l'action de l'expérimentateur semble avoir été, du moins, jusqu'à paralyser un moment le sens de l'odorat, car deux fois j'ai porté le flacon d'ammoniaque à mon nez sans rien sentir, et ce n'est qu'à la troisième épreuve que l'odeur forte et répugnante a été perçue.

» Je dois ajouter qu'un moment après, sur une autre personne plus jeune, les perturbations du sens du goût ont été produites. Non-seulement le sujet a cru, en buvant de l'eau, boire du vin de Champagne, mais (ce qui est plus curieux) tous les effets d'une véritable ivresse s'en sont suivis : titubations, rire, hébétement, délire.

» Enfin, comme j'achevais d'expliquer au public l'effet un peu manqué de l'ammoniaque, l'expérimentateur me dit :

» — Vous allez bégayer; bégayez, vous ne pouvez plus vous

empêcher de bégayer. Et j. j.. j... je bé...gayai, à mon grand regret, en vérité, et commençant à être un peu confus et honteux des faiblesses de ma pauvre chair.

» —Vous allez perdre la faculté d'émettre la voyelle A, et même la notion de cette lettre. Essayez; vous ne pouvez pas dire A. Et il y eut dans l'assemblée un murmure de doute et des sourires; je souris moi-même, faisant un grand geste de doute et de mauvaise humeur; mais il me fut impossible de dire A.

» L'expérimentateur me dit d'écrire mon nom, et l'un de mes voisins, témoin d'une autorité assurément très-sérieuse, le rédacteur distingué de la *Revue des Deux-Mondes* et du *Journal des Débats*, membre du conseil général de l'Algérie, M. Jules Duval, mon excellent ami, me présenta un livre qu'il tenait à la main. J'écrivis mon nom, *moins les deux* A *qu'il contient*. Vainement fis-je des efforts énergiques pour tracer ces deux lettres proscrites; ma main écrasait le crayon sans pouvoir même tracer un jambage.

» Voici le *fac simile :*

» Cette dernière expérience causa une surprise générale, un intérêt qui tenait de la stupeur. Nous touchions ici, semblait-il, aux perturbations de l'intelligence même.

» Je dois noter et vous soumettre à vous-même, mon cher docteur, l'observation d'un fait singulier, que nul n'a remarqué dans l'assemblée, et dont je n'ai eu moi-même le sentiment que par réflexion et plusieurs jours après.

» J'avais perdu la faculté d'émettre la voyelle A, mais je n'avais pas perdu la *notion* de la lettre. Or, tandis que j'expliquais au public cette restriction, il m'est arrivé dix fois peut-être, sans y songer, de prononcer des mots où se trouvait la lettre A. Je me souviens positivement d'avoir dit ceci : « Je *la* vois, mais je ne peux pas *la* prononcer. »

» Ainsi il se trouve que je n'étais empêché et paralysé que sur le point spécial où mon attention se fixait; et c'est précisément alors que je voulais formellement que je ne pouvais pas. Cette observation peut ne pas être sans importance pour les théoriciens. »

La *deuxième séance* eut lieu, comme la première, dans les salons du cercle, au milieu d'un public nombreux et bienveillant, mais pas aussi strict observateur du silence que les besoins de l'expérimentation l'exigeaient. Sur quatorze personnes, deux femmes adultes, une petite fille de onze ans, un jeune garçon de quinze ans et dix hommes faits, neuf se trouvèrent dans l'impossibilité d'ouvrir les yeux; la plupart des autres n'avaient observé aucune des conditions requises par la règle de l'expérience.

Je m'adressai à un grand jeune homme, d'un tempérament bilioso-nerveux. Le premier essai de l'*affirmation* que je fis sur lui suffit pour mettre tous ses muscles en catalepsie. Dans cet état, son pouls offrait une accélération considérable. Les globes oculaires se convulsaient en dedans et les pupilles restaient complétement contractées dans l'ombre. Ce phénomène fut observé par plusieurs médecins, et entre autres par M. Tavernier (de la Nièvre), le savant rédacteur de l'*Opinion nationale*.

Un incident raconté par le sujet lui-même dans les lignes suivantes, dont il a eu l'obligeance de nous donner communication, vint jeter le trouble dans la séance, qui pour cette raison ne put être continuée :

« Le samedi 24 mars 1860, j'ai été hypnotisé par le docteur Philips. Je me prêtai à l'expérimentation en incrédule et seulement par obligeance. Mon voisin était tout aussi incrédule que moi. Nous échangeâmes quelques plaisanteries de circonstance qui provoquèrent chez moi une assez grande envie de rire. Pour calmer cette

disposition je m'efforçai de diriger mes regards sur le petit disque
que le docteur avait placé dans ma main, avec recommandation
d'en fixer obstinément le point central pendant vingt-cinq minutes
environ. Au bout de quelques instants, je sentis, petit à petit, une
espèce d'engourdissement envahir tous mes membres. Ma main,
dans laquelle se trouvait le disque, disparut progressivement à mes
yeux, en passant par des teintes de plus en plus effacées. Enfin je
m'endormis, et d'un sommeil si lourd, que ma tête tombait en ar-
rière. Ce sommeil complet ne dura qu'un moment. Tout à coup le
docteur Philips m'interpella vivement, me disant d'ouvrir les yeux.
A ces mots, je me réveillai; je fus pris dans les membres d'une
espèce de tremblement nerveux, et dans une vague intelligence de
ce que j'éprouvais, j'ouvris les yeux et vis devant moi le docteur
qui me regardait fixement. D'un ton de commandement bien accentué,
il m'ordonna de fermer les yeux. Je dois dire que je ne les fermai
pas; au contraire, je les ouvris encore plus, par l'effet d'une espèce
de surexcitation assez semblable à celle que produisent des paroles
adressées à brûle-pourpoint à une personne réveillée en sursaut.
Le docteur alors m'imposa les mains sur les paupières, me les
rabattit et me dit : « *Vous ne pouvez pas ouvrir les yeux, vous ne*
» *les ouvrirez pas, vous ne les ouvrirez pas.* » Il me fut impossible
de les ouvrir, et cette impossibilité que je sentais ne résultait pas
tant d'un obstacle matériel et sensible que d'une espèce d'anéantissement que j'éprouvais, d'un manque de force et d'une absence
de volonté. Je n'écoutais et n'entendais plus que la voix du docteur, tout le reste était pour moi vague et confus. A ce moment
M. Philips, toujours du même ton et cette fois m'interpellant par
mon nom, qu'il s'était fait donner par un de mes amis sans doute,
me fit lever et m'attira sur l'estrade.

Après m'avoir à diverses reprises fait fermer et ouvrir les yeux
à sa volonté, lever et asseoir à son commandement, il m'ordonna
de parler, de dire ces mots : « Je puis parler. » Comme une machine obéissante, je les prononçai. Un instant après il m'annonça
que je ne pourrais plus les prononcer qu'en bégayant. Je voulus
parler, et, en effet, ma langue, comme attachée par un fil, se refusa
à articuler couramment, et je bégayai avec une expression de physionomie tellement étrange, à ce qu'on m'a dit depuis, une altération dans mes traits tellement prononcée, que ma mère, présente

à la séance, fut si vivement affectée de me voir dans cet état, qu'elle ne put retenir ses larmes et qu'elle éprouva quelques-uns des phénomènes nerveux que j'éprouvais moi-même.

A cet incident inattendu, le docteur Philips, sur les instances réitérées de plusieurs de mes amis, dut renoncer à poursuivre ses expériences sur ma personne. On me fit passer dans une salle voisine, l'on me fit asseoir sur un divan, et l'on me tint sous le nez un morceau de charbon de bois. Je commençai à revenir un peu à moi. Un de mes amis m'engagea alors à me lever pour marcher un peu et me remettre complétement. Ce que j'éprouvais alors fut bien extraordinaire et c'est ce qui est resté le mieux gravé dans mon esprit, alors en état de juger plus sainement. Je sentis, au moment de vouloir me lever, que j'étais sous l'influence de la volonté qui s'était imposée à la mienne. Il ne me fut pas possible de me détacher du divan, et j'en étais à désirer la présence du docteur pour qu'il vînt me l'ordonner; je sentais que j'avais besoin de son commandement pour faire cet acte. Cependant deux de mes amis, m'ayant pris sous les bras, m'enlevèrent de force, pour ainsi dire, pour me mettre sur mes pieds. Mon état s'améliora sensiblement, mais il ne cessa pas tout de suite, et dura, avec moins d'intensité, il est vrai, toute la soirée, la nuit et la journée du lendemain. Le surlendemain seulement je me sentis entièrement revenu à moi, *dans mon assiette* enfin et sorti de ce vague, de cette espèce d'étonnement et de passivité où l'hypnotisme m'avait plongé. J'éprouvai pendant tout ce temps, et fortement, surtout le soir et la nuit de samedi au dimanche, une courbature dans tous les membres, des douleurs, principalement aux cuisses et aux bras, sensations qui me paraissaient semblables à celles que l'on éprouve lorsque l'on a reçu quelques coups violents.

» Je dois ajouter que si j'avais attendu que le docteur Philips ait pu se dérober, à la fin de la séance, au cercle de questionneurs qui l'entourait, il m'aurait débarrassé, à ce qu'il m'a assuré depuis, et dès le soir même, de tous les symptômes fâcheux que je viens de décrire. Ai-je besoin de déclarer que d'incrédule que j'étais, je suis devenu maintenant un ferme croyant dont rien ne pourra ébranler la conviction, ayant fait moi-même les frais de ma conversion ?

» Charles ARMANDO, rue Neuve-Saint-Augustin, 51. »

La *troisième séance* eut lieu dans une réunion particulière où se trouvaient plusieurs personnes de distinction, parmi lesquelles je puis citer M. le docteur Bixio, ancien ministre; M. le général Trochu; M. Regnault, professeur au collége de France, membre de l'Institut; M. Bertrand, professeur agrégé de la Faculté des sciences, membre de l'Institut; M. Émile Augier, de l'Académie française; M. Barral, professeur de chimie, rédacteur du *Journal d'Agriculture pratique.*

Six personnes — deux hommes faits, une demoiselle de dix-huit ans, deux jeunes filles de quatorze ans et un petit garçon d'une douzaine d'années — se soumirent à l'opération préparatoire d'une manière en apparence consciencieuse. Trois se trouvèrent hypotaxiés; c'étaient : 1° M. le comte de ***, neveu d'un illustre homme d'État de l'Italie : M. le comte de *** me parut âgé de trente-cinq ans, et d'un tempérament lymphatico-bilieux; 2° la fille d'une des personnes que j'ai nommées plus haut, enfant de quatorze ans, d'un tempérament nerveux; 3° le jeune fils d'un autre membre de la réunion, dont le nom figure parmi ceux que j'ai cités.

Je réussis à produire sur ces personnes, mais à des degrés divers, des phénomènes de l'ordre musculaire, tels que résolution des muscles, catalepsie locale, mouvements incoercibles des bras et des jambes; course forcée tout autour de la salle, à la suite de l'expérimentateur, etc. Je ne pus parvenir à affecter les sens spéciaux chez aucun des trois sujets, qui restèrent constamment dans un état de veille complet.

La *quatrième séance* fut donnée à mon domicile, devant un groupe de médecins, auxquels s'étaient réunis les nombreux hôtes de la maison. Je reconnus, ou l'on me fit remarquer, parmi ces messieurs, les docteurs LEGOUEST, professeur de médecine au Val-de-Grâce, rapporteur de la Commission de l'hypnotisme nommée par la Société de chirurgie; CERISE, membre influent de la Société médico-psychologique; V. BURQ, inventeur de la métallothérapie, et M. Paul FISCHER, interne des hôpitaux. J'eus en outre le plaisir de voir parmi les assistants, M. Louis FIGUIER, l'éminent publiciste de *la Presse*, qui a mis son talent au service du grand œuvre scientifique de notre époque, *la naturalisation du surnaturel.*

Cinq dames et quatre hommes prirent part à l'expérience. Après dix minutes de préparation, les sujets furent explorés. Trois dames et trois messieurs se trouvèrent affectés. L'une des dames était profondément endormie; elle ne sortit de son paisible somme qu'à la fin de la séance, et non sans peine. Les effets que j'obtins sur les hommes sont rapportés dans les déclarations qui suivent. Je me contenterai d'analyser les expériences faites sur les deux autres dames.

Obs. I. Mademoiselle X. est dans la maturité de l'âge, d'une organisation très-forte, d'un tempérament biliosonerveux; taille médiocre, large carrure, muscles puissamment développés; tête grande. C'est une personne intelligente et instruite, passant parmi ses amis pour *une femme de tête et de caractère.*

L'exploration révèle chez mademoiselle X. un état hypotaxique fort intense. J'affirme qu'elle ne peut point ouvrir les yeux, et ses paupières sont frappées de paralysie. J'affirme ensuite qu'elle peut ouvrir les yeux, mais ils restent fermés; je réitère cette affirmation avec énergie, et je n'obtiens pas davantage. Ce cas assez rare me fournit l'occasion de prouver l'action anthypotaxique du charbon de bois. Un fragment de cette substance m'ayant été apporté sur ma demande, j'ai recours une dernière fois à l'affirmation, et cette fois encore inutilement. Je porte alors le charbon sous le nez du sujet : ses yeux s'ouvrent à l'instant.

J'étends les bras de mademoiselle X., et je lui affirme qu'ils ont acquis la rigidité du fer et qu'ils sont aussi insensibles que les bras d'un fauteuil : ce changement se produit en effet. MM. Cerise et Legouest, ainsi que plusieurs de leurs confrères présents, s'assurent de l'état d'insensibilité par des pincements impitoyables exercés pendant un quart d'heure sur les membres de la victime, qui a porté pendant longtemps les traces de ces épreuves violentes mais nécessaires. Mademoiselle X. s'entretient avec moi pendant tout ce temps, m'assurant qu'elle ne sent rien et ne donnant aucun signe de douleur. Cette fois encore, impossibilité de détruire par l'idéoplastie le produit idéoplastique. L'affirmation est impuissante à faire cesser la catalepsie : le charbon de bois détermine un relâchement instantané. M. Louis Figuier, frappé de ce fait, désire s'assurer que le charbon de bois possède essentiellement cette action remarquable. Il présente donc lui même un fragment de charbon sous les narines du sujet, remis à cet effet en catalepsie; malgré ma complète neutralité, le charbon se montre tout aussi puissant entre les mains de M. L. Figuier que dans les miennes. Il a fallu recourir invariablement au charbon pour détruire toutes les modifications qui ont été successivement développées chez la même personne.

Sur mon invitation, mademoiselle X. imprime une rotation rapide à ses poignets, et je lui déclare qu'elle est dans l'impossibilité d'arrêter ce mouvement : elle essaye en vain d'y parvenir. Sa main étant posée sur la mienne, j'annonce à mademoiselle X. qu'il ne lui est pas possible de l'en détacher, et je m'éloigne : elle se lève et me suit.

La dernière expérience essayée sur mademoiselle X. avait pour objet l'illusion du goût. Je lui présente un verre d'eau pure accompagné d'une petite cuillère, en lui disant : *Voilà une glace à la pistache !* Elle prend le vase, l'examine, et déclare n'y voir que de l'eau claire. Je feins de renvoyer le verre et je le représente au sujet l'instant d'après en lui disant : *Voici une glace à la vanille que que vous ne trouverez digne d'aucun reproche !* Cette fois la vue et le sens musculaire sont illusionnés : le sujet prend la petite cuillère et puise dans le verre avec ce léger effort et ce mouvement semi-circulaire et moelleux de la main gastronome qui creuse un cône de crème figée. Mais l'influence n'a pu complétement séduire le goût : mademoiselle X. se plaint que *cette glace est mauvaise.*

Les deux premières expériences faites sur mademoiselle X. sont les seules dont elle ait gardé le souvenir après son retour à l'état normal. Tout le reste est demeuré complétement effacé de sa mémoire.

Obs. II. Mademoiselle Y. paraît âgée de vingt ans. Elle est petite, d'un tempérament lymphatico-bilieux. Son corps a eu un développement pénible. Elle a de l'intelligence et une certaine vivacité.

Je l'avais braidisée deux fois, il y a cinq ans; je ne l'avais pas revue depuis.

Tous les effets obtenus sur le sujet de l'observation Ire ont été produits et détruits chez mademoiselle Y. avec la plus grande facilité, par la simple affirmation. Je l'invite à me suivre autour de la salle, à deux pas de distance, et je lui déclare qu'elle ne peut s'empêcher de venir à moi : quelques personnes s'interposant, elle repousse l'obstacle avec de violents efforts et s'élance sur mes traces. Elle marche avec une roideur cataleptique.

Je provoque successivement chez elle la colère, la taciturnité et une hilarité loquace; chacun de ces divers états de l'âme se traduit par la mimique la plus caractérisée. Je lui communique des impressions alternatives de froid et de chaud : tantôt elle étouffe de chaleur, tantôt elle frissonne et cherche à remédier à l'insuffisance de ses vêtements en relevant le pan de sa robe sur ses épaules. Je lui déclare qu'elle est enrhumée du cerveau, et ce sont alors des éternuments à n'en plus finir.

Un fait m'a frappé dans cette expérience : le sujet, qui se montrait si docile aux affirmations les plus variées et les plus hardies, a complétement résisté à l'impression idéoplastique sur un point relativement insignifiant. C'est une de ces bizarreries curieuses dont il serait important de se rendre compte.

Mademoiselle Y., une fois rentrée dans la vie normale, assure n'avoir aucun souvenir soit des actes qu'elle a accomplis, soit des impressions qu'elle a reçues durant son état idéoplastique.

Mademoiselle X. est très-liée avec la famille de M. Paul Fisher, médecin interne de l'hôpital Saint-Louis; mademoiselle Y. fut conduite à ma séance par mademoiselle Marguerite, marchande de modes, rue de Grammont, 23.

Nous empruntons le passage suivant à une lettre de M. Fortuné HENRY, homme de lettres, ancien rédacteur du journal l'*Éducation Nouvelle* :

« Je pris le disque de la main gauche, et à peine l'eus-je regardé fixement cinq à six minutes, que la forme de la main qui le supportait ne fut plus sensible pour ma vue et se transforma en une masse blanche, au milieu de laquelle je distinguais encore le point lumineux du disque; mais quelques secondes après la masse blanche disparut, et l'obscurité se fit graduellement.... Je dis graduellement, pour expliquer un fait étrange, c'est-à-dire que pendant que mon attention se concentrait *absolument* sur le point lumineux, en éteignant tout à fait ma pensée, l'obscurité devenait plus profonde; mais, dès que la perception d'un mouvement fait à mes côtés ou d'un bruit extérieur arrivait à ma pensée, les ténèbres s'éclaircissaient faiblement; cependant le vertige me gagnait, la pensée m'abandonnait, et je ne percevais plus que confusément. Alors, et je dois le dire en toute humilité, j'eus peur de tomber en catalepsie, et ressaisissant un faible reste de volonté, je fis mes efforts pour me soustraire à cet envahissement. Cependant je restai encore longtemps sans avoir assez de force de volition pour revenir à mon état normal, car lorsqu'après m'avoir fermé les yeux, vous me dîtes d'essayer de les rouvrir, cela me fut tout à fait impossible. »

M. Corréare demeure rue Vendôme, n° 8. C'est un jeune homme de vingt-quatre ans, bien constitué, d'un tempérament bilioso-nerveux. Les quelques rapports que j'ai eus avec lui à l'occasion de mes conférences m'ont appris qu'il possède beaucoup d'instruction et une intelligence remarquable. Quant à M. Forest, son ami, je n'ai pas eu l'avantage de le rencontrer en dehors des séances. Il possède une bonne conformation; son tempérament m'a paru bilioso-nerveux. M. Corréare s'exprime ainsi :

« La première fois que je me suis soumis à ces expériences, l'effet a été peu sensible : une légère difficulté à séparer les paupières, c'est tout ce que j'éprouvai. Mais dès la seconde épreuve les résultats furent plus marqués, et à la troisième expérience il me fut impossible d'ouvrir les yeux. Je me souviens surtout d'un soir où j'ai été vraiment aveugle tout le temps qu'il vous a plu de faire durer cet état; où, les mains jointes par vous, je n'ai pu les séparer que lentement et après d'énergiques efforts.

» Chez M. Forest, les effets ont été encore plus accentués. Dès le premier jour vous lui fermiez les yeux, et à toutes les expériences suivantes d'un seul mot vous lui avez, pour ainsi dire, lié les mains sans qu'il pût les séparer; vous lui avez fait ouvrir la bouche et l'avez fait rester dans cette position désagréable assez longtemps sans qu'il lui fût possible, malgré sa violente réaction, d'échapper au pouvoir invisible qui le dominait ainsi.

» En ce qui nous concerne M. Forest et moi, nous affirmons la vérité de ces faits. Aussi bien cent personnes en ont été témoins, et cent personnes ont vu avec nous ces transformations merveilleuses que vous avez fait subir à plusieurs de vos sujets. Il semblait que votre parole seule changeât les caractères et les physionomies, que vous faisiez passer tour à tour de la gaieté la plus vive à la terreur, de la mimique de l'opiniâtreté à celle de l'exaltation et de l'enthousiasme. »

Erratum et addendum. P. 120, 6e alinéa, *au lieu de :* restriction, *lisez :* distinction. P. 124, à la fin du 1er alinéa, ajoutez : répétiteur à l'École polytechnique; M. HALÉVY, secrétaire perpétuel de l'Académie des beaux-arts, membre de l'Institut.

Le braidisme peut appuyer déjà ses prétentions sur un grand nombre d'observations authentiques. Nous venons de rapporter les expériences que nous avons faites dernièrement à Paris, et nous avons pris soin de joindre à notre récit toutes les indications et attestations justificatives qu'il nous était possible de fournir. Nous empruntons maintenant à différents auteurs quelques citations propres à faire connaître la part considérable que d'autres expérimentateurs ont prise à l'importante démonstration qui fait l'objet de cet écrit.

Observations médicales.

I. Le *Bulletin général de thérapeutique* a publié la communication suivante dans sa livraison du 15 janvier de cette année. Par une erreur singulière, l'auteur attribue à un prétendu *disciple* et *représentant* de M. Philips ce qui est proprement le fait de M. Philips lui-même, car c'est bien nous qui avons eu l'honneur d'avoir pour élève en électro-biologie le regrettable docteur Foley, ainsi que plusieurs de ses confrères de la métropole africaine :

CAS DE TÉTANOS. — HYPNOTISME SUIVANT LA MÉTHODE DU DOCTEUR PHILIPS. — MORT BRUSQUE APRÈS UNE SECONDE SÉANCE DE MAGNÉTISME. — Les expériences d'hypnotisme qui occupent en ce moment, et avec si juste raison, le monde médical, m'ont fait penser à un fait fort curieux inscrit avec détail dans mes notes cliniques, et que j'ai observé en 1853 à l'hôpital civil d'Alger. A cette époque, il vint dans cette ville un élève de M. Philips, professeur d'électro-biologie, qui publia en 1855 un ouvrage sur son système magnétique. Cet élève y donna des séances qui furent très-suivies et dont tout le public s'entretint ; il y fit aussi, à son tour, des disciples ; des raisons majeures m'empêchèrent d'assister aux unes et d'être des autres, quoique j'en eusse le désir ardent. Mon vénéré maître, M. Foley, médecin en chef de l'hôpital civil, qui s'attachait, pour les connaître et les juger, à toutes les découvertes scientifiques ayant quelque rapport avec notre art, suivit avec ponctualité les leçons particulières du représentant de M. Philips; il voulut ensuite faire lui-même des expériences et essayer l'application à la pathologie du système électro-biologique. Le fait que j'ai à rapporter montrera qu'il ne fut pas heureux dès son début. Comme s'il eût été inspiré sur les suites de sa première expérience, il choisit pour sujet de celle-ci un malade de sa salle, atteint d'un tétanos dont l'issue malheureuse avec la thérapeutique ordinaire nous semblait inévitable. Rapportons tout d'abord cette observation :

Obs. Cassat (Pietro), âgé de trente-trois ans, d'une bonne constitution, d'un tempérament bilioso-sanguin, né dans le Piémont, à Alger depuis quatre ans, travaillait depuis plusieurs mois au port à jeter des pierres pour la formation des blocs. Il entra à l'hôpital civil le 22 juin au soir.

Le lendemain 23, nous le vîmes pour la première fois; il nous dit ne pas se rappeler d'avoir jamais été malade depuis son enfance; il n'a jamais eu d'accès de fièvre. Depuis huit jours, il s'apercevait que ses forces étaient diminuées; il éprouvait de la céphalalgie frontale; cinq ou six jours de siroco et un soleil ardent avaient augmenté ces symptômes; il couchait la nuit dans une baraque mal fermée, et il avait très-souvent, pendant son pénible travail, les jambes dans l'eau.

. . . .

Le 27, cinquième jour. Rigidité générale, excepté aux membres supérieurs; trismus plus grand. La peau est humide, un peu chaude; elle a une sensibilité exagérée en certains points; ainsi on ne peut toucher le malade aux aines sans le faire crier. De temps en temps, le malade a des secousses, des contractions subites générales et passagères. Le pouls est à 75. Constipation. (Bouillon; lavement émollient; huit ventouses scarifiées le long de l'épine; bain; potion avec 15 centigrammes d'extrait de belladone).

. . . .

Le 30, huitième jour. Le trismus est revenu intense. Le malade parle toujours avec difficulté. Il y a encore de temps en temps des secousses qui se remarquent surtout dans les membres inférieurs.

M. Foley, voyant l'affection s'accroître de nouveau, soumet le malade à son influence électro-biologique. Il lui place dans la main un disque brunâtre et brillant, qu'il lui prescrit, je crois, de regarder fixement. Après vingt minutes, l'action magnétique fut complète; l'état tétanique sembla totalement effacé. Sur l'injonction du médecin en chef, Cassat ouvrit grandement la bouche, agita les bras, les jambes, avec une extrême facilité.

M. Foley ayant ensuite passé ses doigts sur le front, la tempe ou la région sourcilière du malade à diverses reprises, Cassat redevint tétanique comme avant et ne se souvint plus de rien.

Dans la journée on continua la potion avec la belladone. Dans l'après-midi le frisson nous sembla un peu plus fort; mais les jambes se fléchissaient sur les cuisses et étaient presque sans rigidité.

Le lendemain, nouvelle séance. L'action magnétique ou électro-biologique fut plus longue à se faire sentir; enfin, nous pûmes observer chez Cassat les mêmes phénomènes que la veille.

Quelques passes ou frictions remirent de nouveau le malade dans son état pathologique; il n'avait non plus aucun souvenir de ce qui s'était produit pendant la séance. Son air était plus hébété que la veille.

M. Foley se retira aussitôt. Après l'avoir accompagné, je rentrai dans la salle, et je trouvai la sœur de service auprès de Cassat, qui ne présentait plus aucun signe de vie.

Le médecin en chef fut rappelé; divers moyens furent essayés en vain pour ramener la vie; tout était bien fini pour Cassat.

Je ne connais le système électro-biologique de M. Philips que par cette observation et quelques comptes rendus de son ouvrage publié en 1855. Je n'ai jamais eu l'occasion d'acheter celui-ci, ce que je me suis pourtant assez souvent promis de faire; car je tenais à ne publier le fait que je viens de raconter qu'après avoir lu cet ouvrage. Si je donne aujourd'hui cette histoire pathologique, c'est parce que le nom de M. Philips vient d'être invoqué par M. le docteur Burq, de Paris; ce médecin dit, et je le pensais, que les phénomènes de l'hypnotisme sont exposés avec détail dans l'ouvrage intitulé : *Électro-dynamisme vital*. Enfin on a parlé des dangers de l'hypnotisme, et j'ai cru qu'il était de mon devoir de donner dans tous ses détails l'observation que j'avais recueillie à l'hôpital d'Alger, en 1853. Je ne doute point que, si M. Foley eût vécu, il n'eût lui-même publié ce fait dans ce moment.

Dans ma pensée, l'affection de Cassat l'eût inévitablement conduit à la mort; l'amélioration obtenue par l'extrait de belladone et les bains prolongés n'avait pu se maintenir longtemps. Nous croyons néanmoins utile de le faire remarquer : si une terminaison funeste nous paraissait devoir ici se produire, il a été toujours dans notre idée que la mort brusque, survenue le 1ᵉʳ juillet, était le résultat d'un épuisement vital excessif produit par la dernière séance magnétique. L'autopsie ne fut pas faite, mais rien ne peut nous faire songer à une apoplexie. Quoi qu'il en soit, nous pensons que l'histoire de Cassat mérite de fixer l'attention des médecins qui se livrent aux expériences d'hypnotisme.

A. Ronzier-Joly, D.-M.

L'observation de M. le docteur Ronzier-Joly atteste que le braidisme peut, tout le temps qu'on laisse durer son action, « *effacer complétement l'état tétanique* ». L'épuisement nerveux dont on nous parle résultait de l'énorme dépense de force nerveuse causée par la contraction continue des muscles tétanisés. Ce qui a précipité la mort du malade, c'est la commotion que devait produire, à la suite de chaque séance, le passage brusque de l'état de relâchement musculaire et de bien-être créé par l'influence braidique, à l'état violent du tétanos. Il convenait donc de maintenir le malade dans un état braidique permanent, et de ne le ramener à la veille que par gradation. Cette observation est tout en faveur du braidisme, mais elle prouve une grande inexpérience en cette matière chez un praticien d'ailleurs fort habile.

II. On lit dans Braid (*Magic, witchcraft, hypnotism,* p. 42) :

Par l'influence de la suggestion, il est possible de faire cesser les idées qui prédominent chez un homme et de leur substituer toute autre espèce d'idée qu'il plaira à l'opérateur d'indiquer soit par un mot, soit par un regard, soit par un geste. Ce fait a une application importante ; il nous montre que la manière la plus rationnelle, la plus simple et la plus efficace de traiter la monomanie, consiste à saisir l'esprit du malade par une nouvelle idée propre à le distraire autant que possible de l'illusion morbide qui l'absorbe. J'ai réussi par ce moyen à guérir plusieurs cas de monomanie et de *delirium tremens*. Il est sans doute des cas qui résisteront à ce traitement ; toutefois, je suis persuadé que presque toujours on obtiendra de l'emploi de cette méthode une guérison beaucoup plus prompte que par toute autre, pourvu que le malade passe dans la seconde période hypnotique.

III. On trouve dans le même écrit, à la page 94, l'observation suivante :

Madame ***, âgée de trente ans, mariée et mère de trois enfants, a été guérie par moi, au moyen de l'hypnotisme, d'une épilepsie de la nature la plus formidable et qui datait de quatre ans.

Les moyens habituels avaient été employés sans résultat.

Je lui affirmai que dans l'espace de quatre jours, à dater de ma première hypnotisation, une des plus importantes fonctions physiologiques de la femme, fonction alors suspendue depuis plusieurs mois, se rétablirait : elle reprit en effet son cours régulier pendant six mois. Une nouvelle suppression ayant alors eu lieu, ce fut une occasion pour l'hypnotisme de prouver sa puissance médicatrice d'une manière bien éclatante. Je fus dans le cas d'employer l'hypnotisme dans le même but à six époques successives, et chaque fois *avec un entier succès* et au moyen d'*une seule opération de dix à onze minutes*. Dans deux ou trois autres circonstances j'hypnotisai cette malade pour une douleur névralgique ou rhumatismale dans un bras et une jambe ; je n'eus qu'à diriger son attention et ses désirs vers le résultat à produire, et les douleurs disparurent immédiatement sans qu'il fût nécessaire de déterminer de modification visible dans aucun organe ou fonction spéciale. Dans six autres occasions je dus recourir à ce procédé pour ce

même cas, et *toutes les fois* ce fut avec un égal succès. Je m'avisai
un jour de me dire que si l'explication de ces effets était réellement, comme je le supposais, dans une attention fixe de l'esprit de
la malade, il était intéressant de s'assurer si le même résultat ne
pourrait pas être obtenu dans l'état de veille, par la seule concentration de la pensée.

Le 4 avril 1851, je résolus de faire cette épreuve.

Je m'assurai d'avance, par tous les moyens nécessaires et avec
le soin le plus scrupuleux, de l'état actuel de la malade avant de
commencer l'expérience. Étaient présents quatre dames et un monsieur. Ce dernier ayant été prié de compter le temps qui allait
s'écouler, je fis asseoir la malade sur un siége commode, et je lui
adressai la parole dans ces termes, de façon à être entendu de
toutes les personnes présentes : « Maintenant, tenez votre esprit
bien fixé sur ce que vous savez qu'il serait bon de voir arriver. »
[Il s'agit ici évidemment du flux menstruel.] Tout le monde garda
le silence ; je pris un volume de *Southey's life,* et je me mis à lire.
Au bout de onze minutes je demandai à la malade si l'effet désiré
était produit ; ce à quoi elle répondit qu'elle n'en savait rien ; mais
après exploration, j'eus la preuve incontestable du succès de mon
expérience. Le mois suivant l'emploi de ce moyen ne fut point
nécessaire ; mais le 2 juin il fallut y revenir, ce qui fut fait en
présence de deux médecins, et toujours avec une égale réussite.

Le 28 juillet j'eus encore occasion d'essayer des mêmes procédés sur la même personne : je tenais particulièrement ce jour-là
à ce que l'expérience réussît, parce qu'une dame dont l'état récla-
mait de semblables secours se trouvait présente, et je savais qu'un
bon exemple viendrait à propos pour m'aider à l'influencer. Mon
esprit était par conséquent plus attentif que d'habitude. Au bout
de onze minutes je demandai si le résultat avait eu lieu ; la malade
répondit qu'elle ne saurait le dire. Après examen, il fut établi que
l'expérience avait cette fois totalement manqué. La malade fit alors
la remarque qu'avant de s'asseoir elle avait pensé que *rien* n'aurait
lieu *ce soir-là.* Je lui demandai pourquoi ? Elle répondit : « Parce
que je n'ai pas pu *fixer mon esprit* là-dessus *ce soir,* ayant éprouvé
une contrariété au moment de me rendre ici. » Alors je répliquai :
« Eh bien, puisque vous ne pouvez fixer votre attention sur cette
idée tant que vous êtes éveillée, je sais qu'une fois endormie je

puis vous obliger à cette attention ; je vais donc vous hypnotiser. »
C'est ce que je fis, en excitant en même temps la circulation [par
des frictions ou passes, je suppose]. Bientôt, à l'expression de son
visage et aux mouvements de son corps, il fut évident que le charme
était en train d'opérer. L'ayant éveillée au bout de dix minutes,
j'eus la preuve matérielle que l'essai n'avait pas eu lieu, cette fois,
en vain. Tout continua à se passer d'une manière satisfaisante dans
la suite.

Il résulte de cette intéressante observation que l'action
idéoplastique peut s'exercer sur les fonctions végétatives dès la première période de l'état braidique, mais
que la deuxième période est celle qui convient le mieux
à ce genre d'applications.

IV. Un de mes élèves, M. A. J. Breton, chef d'institution à Bruxelles, me faisait part des résultats suivants
par une lettre en date du 8 septembre 1853 :

J'ai guéri à Bruxelles plus de cent personnes de différentes maladies (il est bon de faire remarquer qu'à la date de cette lettre,
la pratique de mon élève ne datait que de quelques mois), telles
que *myopies, surdité, maux d'estomac, de poitrine, mal au côté,
migraine, paralysie,* et enfin toutes espèces d'affections, et *toutes
les affections,* quand les malades arrivent à subir l'influence. Je
me suis guéri moi-même d'une douleur que je ressentais au côté
depuis dix ans, et d'une névralgie qui, la première fois, m'avait
fait souffrir plus de six jours : au bout de sept ou huit minutes,
le mal avait disparu....

J'ai fait, il est vrai, quelques découvertes, mais pour en faire
de grandes il faudrait consacrer tout son temps à l'étude de cette
science inépuisable. J'ai fait entre autres la remarque suivante :
après avoir guéri une maladie chronique, je dois continuer encore le traitement, afin de détruire non plus le mal, mais l'*habitude du mal,* quand surtout il était ancien. Mais, grâces à Dieu,
toutes les personnes que j'ai guéries continuent à être bien.

Il y a environ un mois, un malheureux, abandonné des chi-

rurgiens est veuu me prier de le soigner pour une affection à une
jambe [mon correspondant n'indique point la nature de cette af-
fection]. Après la première séance, il est sorti de chez moi portant sa béquille à la main, et s'aidant seulement d'une canne pour
marcher....

Un chef de bureau du ministère des finances, M. L...s, avait
deux doigts de la main gauche et l'avant-bras paralysés depuis
deux ans. Il avait consulté tous les médecins, mais sans résultat.
M. H., notaire, qui a assisté à vos leçons, me pria de passer
chez lui pour expérimenter sur sa personne et sur celle de ce
M. L. Le premier ne put être influencé, mais le second le fut
complétement; aussi suis-je parvenu à le guérir d'une manière
radicale, séance tenante. Je l'ai fait revenir chez moi les deux
jours suivants, et depuis il continue à se servir de la main gauche
aussi bien que de la droite.

V. Dans une autre lettre, portant la date de Bruxelles,
24 octobre 1853, la même personne me donnait les détails que voici :

Pendant mon séjour à Tournay, j'ai agi avec succès sur plusieurs personnes de ma connaissance ; mais c'est surtout dans mon
village, situé à deux lieues de cette ville, que j'ai réalisé des cures
vraiment extraordinaires. J'ai enlevé un rhumatisme à la servante
du curé, et, à la prière de celui-ci, j'ai entrepris le traitement
d'une vieille demoiselle abandonnée de tous les médecins, ainsi
que celui d'un de mes voisins qui se trouvait dans le même cas :
je les ai guéris tous les deux. Obligé de retourner à Bruxelles,
j'avais prié le curé de me donner des nouvelles de mes anciens
malades ; voici ce qu'il vient de m'écrire : « Ma servante n'a plus
senti son rhumatisme ; votre voisin atteint de phthisie depuis deux
ans n'est pas radicalement guéri ; il a toujours la respiration
un peu gênée, mais il est beaucoup mieux. Votre plus beau succès, c'est sans contredit la guérison merveilleuse de la demoiselle
qui était enflée par tout le corps. Non-seulement elle est guérie,
mais elle se trouve entièrement la même qu'avant sa maladie : ses
membres sont tout à fait désenflés, elle vient à la messe, et va au

marché de Leuze (petite ville à une lieue de là), où elle n'avait point paru depuis plus de deux ans. »

VI. La relation que l'on vient de lire est corroborée dans les lignes suivantes par le témoignage d'un homme qui porte un des noms les plus honorés de la Belgique, et qui est revêtu du titre de docteur ès sciences. Voici donc ce que m'écrivait d'un autre côté M. le comte de PITTEURS :

J'ai donné, il y a quelques jours, avec le concours de M. Breton, une petite séance particulière : sur douze personnes qui se sont présentées pour se soumettre aux expériences, pas une seule ne nous a échappé ; le succès fut complet.... M. Breton a déjà obtenu un succès prodigieux sur quelques-uns des élèves de son pensionnat affectés de myopie : au bout de quelques séances, ils pouvaient lire à une distance de plusieurs mètres, ce qu'ils pouvaient à peine faire à quelques centimètres auparavant. Le bégayeur parle déjà infiniment mieux, et avant peu de temps, nous l'espérons, son infirmité aura totalement disparu...

La cure la plus remarquable qu'il (M. Breton) ait faite, c'est celle d'une surdité chez un paysan qui depuis longues années était totalement privé de l'usage d'une oreille, et n'entendait que très-imparfaitement de l'autre. Il soumit cet homme, qui était très-robuste, à l'action du disque, pendant dix minutes seulement (il était pressé).... Peu de temps après, de sourd qu'il était, cet homme se trouva en possession d'une ouïe aussi délicate que la vôtre et la mienne : ne pouvant contenir sa joie, il se lève en sursaut, et, pour exprimer sa reconnaissance à son bienfaiteur, il ne trouve que cette phrase : Qu'est-ce que je vous dois? Il va sans dire que pour un tel service M. Breton n'a voulu accepter d'autre rémunération que la jouissance de l'avoir rendu.

Ce matin M. Breton m'a fait part d'une nouvelle cure, encore d'une surdité, semblable à celle dont je viens de vous entretenir. Une seule séance a suffi ! Il a réussi encore à dissiper un engorgement des glandes du cou; la tumeur s'est affaissée comme par enchantement, et le malade reste parfaitement guéri. Autre fait non moins extraordinaire : dimanche, pendant que je donnais une

séance, il en donnait lui-même une autre dans une maison diffé-
férente : il y guérit un jeune homme de vingt et un ans d'une
gastrite à laquelle s'est substitué depuis un appétit superbe. Nous
avons bien réussi tous les deux ce jour-là, et nous avons le bonheur d'élargir de jour en jour le cercle des partisans de l'Électro-
Biologie.

Observations chirurgicales.

VII. Le 4 décembre 1859, MM. les docteurs Broca et
Follin, professeurs agrégés et chirurgiens de l'hôpital
Necker, à Paris, ont pratiqué l'incision d'un abcès à
l'anus sur une femme de quarante ans. Elle avait été
endormie par l'hypnotisme, et l'opération s'est accomplie sans qu'elle ait ressenti aucune douleur. Ce fait a
été communiqué le 5 décembre à l'Académie des sciences, par MM. Velpeau et Broca.

VIII. Quelques jours après, une communication du
même genre était faite à l'Académie de médecine par
M. le docteur Guérineau, chirurgien des hôpitaux de
Poitiers. Il avait amputé la cuisse d'un homme durant
l'anesthésie hypnotique. « Après l'opération, qui dura
une minute et demie, dit M. Guérineau, j'adresse la parole au malade pour lui demander comment il se trouve ;
il me répond qu'*il se croit en paradis,* saisit vivement
ma main et la porte à ses lèvres pour la baiser. Il dit
encore à un élève : « J'ai senti [sans douleur] ce qu'on
m'a fait, et la preuve, c'est que la cuisse a été coupée
au moment où vous me demandiez si j'éprouvais quelque
douleur. » *Gazette des hôpitaux,* numéro du 29 décembre 1859.

IX. M. Tavernier (de la Nièvre), médecin, et rédacteur

de l'*Opinion Nationale*, nous a dit avoir reçu communication d'une amputation d'un doigt de la main pratiquée sans douleur par un chirurgien de province, à la faveur du sommeil braidique.

Nous croyons qu'il n'est pas hors de propos de citer ici quelques observations d'anesthésie opératoire obtenue par les procédés particuliers du mesmérime :

X. On lit la déclaration suivante dans une communication faite par M. le docteur ESDAILE, chirurgien des hôpitaux de Calcutta, à M. Braid, chirurgien à Manchester :

Durant les dernières six années, j'ai exécuté *plus de trois cents opérations capitales* de toute espèce, et dont beaucoup étaient de la nature la plus terrible, sans occasionner aucune douleur aux patients ; dans tous les cas l'insensibilité était produite de la même manière [par le mesmérisme.] (*Witchcraft*, p. 78.)

Un article de M. le docteur Charpignon, publié dans la *Gazette des hôpitaux*, donne le relevé suivant :

C'est sous l'influence de cette théorie et de ces procédés qu'on voit, à dater de 1820, se produire des opérations chirurgicales d'une importance réelle. Ainsi, en 1829, M. J. Cloquet ampute un sein sur une dame magnétisée par le docteur Chapelain.

En 1845, le docteur Loysel ampute à Cherbourg une jambe sur une demoiselle endormie par M. Durand, professeur de philosophie.

En 1846, il enlève, avec le même concours, un paquet de glandes cervicales dégénérées au nommé Baysset, âgé de dix-huit ans ; enfin à Anne Lemarchand ; une troisième fois cette opération est encore pratiquée sous la même influence.

Ces observations ont été publiées dans une brochure intitulée *Recueil d'opérations chirurgicales sur des sujets magnétisés,* par Loysel, docteur en médecine à Cherbourg.

En 1847, le docteur Ribaud et M. Kiaro, dentiste, enlèvent, à

Poitiers, une tumeur volumineuse de la mâchoire à une fille endormie par M. Valette.

En mars 1845, amputation de la cuisse d'un jeune homme par le docteur Fanton; en septembre 1845, amputation du bras de madame Northway par le docteur Joly. Vers la même époque, amputation de la cuisse sur miss Lakin par le docteur Toswel.

Observations expérimentales.

XI. M. le docteur Azam, médecin des hôpitaux de Bordeaux et professeur à l'École de médecine de cette ville, a écrit dans les *Archives de médecine et de chirurgie*, numéro de janvier 1860, un article fort curieux dont je donne les extraits suivants :

Mademoiselle Marie X..., âgée de vingt-deux ans, rue Arnaud-Miqueu, à Bordeaux, ouvrière en orfévrerie, est grande, bien constituée, d'un tempérament nerveux, mais n'a jamais eu d'attaques de nerfs; sa santé a toujours été bonne; elle porte sur le visage des traces peu apparentes d'une ancienne paralysie faciale. Assise sur une chaise ordinaire, je la prie de regarder une clef....

. . . .

Quelquefois la parole est impossible; une simple friction la rappelle immédiatement, et mademoiselle X... parle, mais seulement quand elle est interrogée, et d'une voix plus faible qu'à l'état naturel, et comme voilée. Une main nue est-elle placée à 40 *centimètres derrière son dos*, mademoiselle X... se penche en avant et se plaint de la chaleur qu'elle éprouve; de même pour un objet froid et à même distance, et tout cela sans que je lui eusse jamais parlé de ces phénomènes décrits par M. Braid.

.... Si pendant la résolution (des muscles), je l'invite à me serrer la main, et si, en même temps, je malaxe les muscles de l'avant-bras, ceux-ci se contractent, durcissent, et la force développée est *au moins d'un tiers plus considérable* qu'à l'état ordinaire.

Mademoiselle X... *enfile rapidement une aiguille très-fine, et écrit très-correctement, un gros livre étant placé entre ses yeux fermés et l'objet.* Elle marche dans sa chambre sans se heurter; c'est ce que l'on a raconté déjà du fameux séminariste de Bordeaux.

Si pendant la période de catalepsie, je place les bras de mademoiselle X... dans la position de la prière et les y laisse pendant un certain temps, elle répond qu'elle ne pense qu'à prier, qu'elle se croit dans une cérémonie religieuse; la tête penchée en avant, les bras fléchis, elle sent son esprit envahi par toute une série d'idées d'humilité, de contrition; la tête haute, ce sont des idées d'orgueil; en un mot, je suis témoin des principaux phénomènes de suggestion racontés par Braid, et attestés dans l'*Encyclopédie* de Todd par l'éminent physiologiste M. Carpenter. Ces expériences, répétées un grand nombre de fois différentes et sur d'autres personnes, arrivent ordinairement au même résultat.

.... L'ouïe atteint une telle acuité qu'*une conversation peut être entendue à un étage inférieur.* Le bruit d'une montre est entendu à vingt-cinq pieds de distance.... L'odorat se développe et acquiert la puissance de celui des animaux.... J'ai vu écrire très-correctement en interposant un gros livre entre le visage et le papier; j'ai vu enfiler une aiguille très-fine dans la même position; marcher dans un appartement les yeux absolument fermés et bandés; tout cela sans autre guide que la résistance de l'air et la précision parfaite des mouvements, guidés par le sens musculaire hyperesthésié. (!!)

.... Chez les somnambules spontanés ou provoqués, l'intelligence peut être hyperesthésiée pour ainsi dire, et certaines de ses fonctions, la mémoire par exemple, acquérir une puissance considérable ou avoir des dépressions subites. Ce fait, je le dirai en passant, a aussi une reproduction pathologique. Je rappellerai l'histoire bien connue d'une jeune fille de vingt ans, hystérique et somnambule spontanée, qui parlait latin dans ses attaques. Or c'était une paysanne absolument ignorante.

M. Azam fait remarquer ici que cette jeune fille avait demeuré en qualité de servante chez un curé, et il suppose que ses conversations latines pouvaient bien n'être qu'une réminiscence du bréviaire dont cet ecclésiastique lui aurait fait entendre la lecture en ce temps-là. Il poursuit :

> M. Broca nous a cité une jeune somnambule qui, chez un pasteur protestant, parlait, disait-on, hébreu, probablement de la même manière.

Nous prenons acte des faits importants et incontestables racontés par l'honorable M. Azam, mais nous entendons lui laisser toute la responsabilité de sa théorie d'*hyperesthésie musculaire*.

XII. Un ouvrage monumental, *Cyclopædia of anatomy and physiology,* publié à Londres par M. R. Todd, docteur-médecin et membre de l'Institut royal d'Angleterre, contient les passages suivants, empruntés à l'article *Sleep*. Cet article porte la signature de l'une des premières autorités physiologiques de notre époque, M. le docteur Carpenter, professeur de physiologie et de jurisprudence médicale à l'École de médecine de Londres, membre de l'Institut royal d'Angleterre, etc.

> .... Nous avons été témoin de ce fait nous-même dans des expériences hypnotiques faites sur deux individus, et nous nous sommes parfaitement assuré que la vision ne pouvait être d'aucun secours, en tenant un grand livre entre les yeux et la main de la personne écrivant. Non-seulement les lignes ont été bien écrites et leurs intervalles bien observés, mais encore les *i* étaient pointés et les *t* étaient barrés. Dans une occasion, le sujet écrivant revint d'une demi-ligne en arrière pour faire une correction : un mot fut biffé, un autre fut écrit au-dessus, et tout cela avec autant de précision que si la vision eût servi de guide.
>
> Dans une autre expérience à laquelle nous assistions, un coup violent porté par un somnambule frappa par hasard un autre somnambule ; la combativité de celui-ci en fut enflammée, et ils en vinrent aux mains ; une lutte énergique s'ensuivit, et les deux adversaires

furent difficilement séparés. Cependant, bien que leur colère fût encore en ce moment si violente qu'ils continuaient à s'invectiver avec fureur, une manœuvre habilement exécutée sur leurs muscles suffit pour les calmer et les mettre en parfaite bonne humeur.

(*Cyclopædia*, vol. IV, p. 694.)

XIII. On lit à la page 695 du même volume :

.... Nous avons vu un sujet hypnotique de M. Braid, un homme remarquable par son peu de développement musculaire, soulever un poids de vingt-huit livres avec son petit doigt et l'agiter en l'air autour de sa tête : il avait suffi de lui affirmer que ce poids était aussi léger qu'une plume... Le même individu se déclara totalement incapable de soulever un mouchoir posé sur la table, après beaucoup d'efforts apparents : on lui avait affirmé que cet objet était d'un poids au-dessus de ses forces.

XIV. Le *Journal de Genève* du 30 septembre 1853 contient ce qui suit :

Un de nos concitoyens, dont le caractère nous offre toute garantie, nous adresse l'article suivant :

« Mardi dernier, M. Philips a donné, en présence d'une quarantaine de personnes, une séance demi-publique de ce qu'il appelle électro-biologie, dans laquelle il a obtenu sur la personne de M. G..., de Genève, bien connu d'un grand nombre de ceux qui étaient présents, des phénomènes physiologiques vraiment remarquables. M. G..., sans perdre la conscience de lui-même, a été tour à tour aveugle, sourd, muet, boiteux, paralytique, bègue, inerte et idiot, jusqu'à perdre le souvenir de son propre nom ; puis, revenu à son état normal, il a rendu compte à l'assistance de ses diverses sensations. M. Philips affirme que le moyen par lequel il fait naître dans l'organisme ces désordres factices et momentanés peut également guérir ceux qui en sont naturellement atteints. Autant que nous avons pu en juger, il se sert de l'influence combinée du magnétisme animal et de l'électro-magnétisme. Nous serions heureux d'avoir à cet égard l'opinion des hommes compétents, qui pourront bientôt apprécier la valeur des théories de M. Philips dans les cours publics qu'il se propose d'ouvrir prochainement. »

XV. Un journal de Marseille, la *Gazette du Midi*, contient l'exposé suivant, dans son numéro du 25 novembre 1853 :

M. le professeur Philips a fait hier soir, dans son domicile, en présence d'une trentaine de personnes, dont plusieurs appartenant au corps médical, diverses expériences de son système d'*électro-biologie*. Elles ont pleinement justifié les récits qu'on avait lus avec tant de surprise dans les journaux étrangers. Un de nos amis, M. le docteur Aïné, présent à ces expériences, nous a fait connaître les effets les plus remarquables obtenus sur trois personnes d'âges différents.

Elles ont été successivement réduites à l'état de paralysie avec ses nuances les plus variées, telles que claudication, mutisme, etc. La catalepsie la mieux caractérisée a été produite sur les bras. Des expériences de nature opposée ont été tentées par le professeur avec un égal succès. Ainsi les bras des sujets ayant reçu une impulsion rotatoire sur eux-mêmes, le mouvement est devenu irrésistible, et n'a pu cesser que par l'intervention de M. Philips.

De l'ammoniaque liquide concentré a été soumis ensuite à l'inhalation d'un des trois sujets sans que son odorat en ait paru affecté en aucune façon.

Des effets d'une nature encore bien plus étrange ont été obtenus. Le professeur, dirigé par ses connaissances phrénologiques, qui paraissent fort étendues, a cherché et réussi à provoquer l'exercice de certaines facultés intellectuelles et de certains sentiments en dirigeant l'action électrique sur tels ou tels *organes* cérébraux considérés par lui comme le siége de ces facultés et de ces sentiments.

Nous n'ajouterons rien à ces faits étranges, rapportés par un témoin digne de toute confiance, et d'ailleurs homme spécial. Nul doute que le procédé de M. Philips n'appelle le plus sérieux examen, mais il serait fâcheux de le soumettre auparavant à quiconque ne serait pas appelé, par sa profession ou par de sérieuses études, à s'occuper de si graves et si périlleuses questions.

XVI. M. le docteur Gigot-Suard (de Levroux), médecin-inspecteur des bains de mer de Royan, etc., etc., vient de publier un recueil de faits braidiques extrêmement curieux et de la plus grande portée. Mais pourquoi avoir tenu à se faire le prophète Balaam du merveilleux en préludant par des exécrations contre tous ceux dont le tort est d'avoir cru dès la veille ce que M. Gigot-Suard n'est arrivé à croire que le lendemain? Voici quelques-unes des relations contenues dans ce livre:

1. — Une fille de vingt ans, d'une constitution scrofuleuse, peu impressionnable, est placée dans un fauteuil de façon qu'ayant la tête appuyée elle puisse regarder au-dessus d'elle sans fatigue. Placé derrière le fauteuil, et la tête un peu penchée en avant, de manière que mes yeux soient à une distance de 30 centimètres environ de ceux de la patiente, je l'invite à fixer continuellement son regard sur le mien. Au bout de quelques minutes seulement, je vois sa pupille se dilater, le globe de l'œil se baisser, et ses paupières agitées d'un léger tremblement convulsif. Je passe alors à plusieurs reprises ma main droite devant ses yeux, et les paupières se ferment. La période de sommeil était arrivée. Les membres soulevés conservent peu de temps la position que je leur donne; mais l'insensibilité est complète. Ni les pincements ni les piqûres ne peuvent interrompre le sommeil, qui est d'ailleurs très-calme.....

Le lendemain, je recommence l'expérience à la lumière, et je ne peux rien obtenir, ni par le regard ni par la méthode du docteur Braid.

Le troisième jour, au matin, nouvelle expérience et mêmes résultats qu'à la première. Quatre heures après cette seconde expérience, la patiente, qui ne se fatiguait point, est hypnotisée pour la troisième fois par le regard. Je dois dire que cette fois, à peine ses yeux furent fixés sur les miens, je vis la pupille se dilater, et ma main droite passée plusieurs fois devant ses yeux fit baisser les paupières; le sommeil s'était produit presque immédiatement. La catalepsie et l'insensibilité étaient complètes.

2. — Une fille de vingt ans, d'une constitution robuste, et peu impressionnable, consent à se laisser hypnotiser. Je tente en vain, pendant une heure et à la lumière, de produire le sommeil par la méthode de M. Braid. Quelques jours après, je recommence l'expérience au moyen du même procédé et encore à la lumière. Ce n'est qu'au bout d'une demi-heure que cette fille est endormie. Il y a insensibilité complète, mais sans catalepsie. Le sommeil ne dure que quelques minutes. Le lendemain, toujours à la lumière, la même personne, placée sur un fauteuil, est hypnotisée par le regard, d'après le procédé que j'ai décrit dans l'expérience précédente. Dix minutes à peine ont suffi pour produire le sommeil, pendant lequel il n'y eut qu'un peu de catalepsie avec insensibilité complète.

3. — M. J..., instituteur, d'une constitution lymphatico-nerveuse, et extrêmement impressionnable, a bien voulu se soumettre à mes expériences. Une première fois, à la lumière, il faut une demi-heure et beaucoup de force de volonté de la part du sujet pour l'hypnotiser par la méthode de M. Braid. Pendant le sommeil, je constate, au lieu des phénomènes de catalepsie, une résolution musculaire bien prononcée, avec insensibilité complète. Lorsque M. J... se réveilla, il me dit qu'il pensait pouvoir répondre, pendant le sommeil nerveux, aux questions qui lui seraient adressées, parce qu'il avait entendu tout ce qui s'était passé autour de lui et qu'il en avait conservé le souvenir. M. J... espérait être un somnambule lucide. Le lendemain, je l'hypnotise avec le regard. Quelques minutes suffisent pour déterminer le sommeil. M. J... présente alors des phénomènes remarquables. Il ne voit pas, mais il entend parfaitement et répond à toutes les questions qui lui sont faites; il partage même l'hilarité des personnes présentes à l'expérience, hilarité causée par cet étrange état qui imprime à la physionomie de M. J... une expression grotesque. Il sent les pincements, les piqûres, les chatouillements des barbes d'une plume, mais sans éprouver aucune douleur. Je pince de toutes mes forces la peau de sa main, et il dit que je ne fais que l'effleurer; j'enfonce une plume jusqu'au fond de ses narines, il le sent sans en éprouver aucune sensation désagréable. Enfin, toutes les questions ayant rapport à la vue sans le secours des yeux, à la transposition des sens, à la connaissance d'événements qui se

passent à une distance plus ou moins considérable, etc., sont restées sans réponse.

M. J..., à son réveil, avait conservé le souvenir de tout ce qui s'était passé.

4. — G. T..., âgée de dix-sept ans, d'un tempérament nerveux, se laisse hypnotiser à la condition que je lui couperai deux cors extrêmement douloureux, qu'elle portait l'un à la main gauche, et l'autre au pouce de la main droite. En quelques minutes, je détermine le sommeil au moyen du regard. La physionomie exprime un sentiment de ravissement extrême, avec inaction complète des sens extérieurs et des mouvements volontaires. G. T... était en extase. Je procède après quelques minutes à l'extirpation de ses cors. Elle eut des éclats de rire et des mouvements nerveux pendant cette petite opération. Celle-ci fut à peine terminée qu'il survint une crise hystériforme accompagnée de cris et de mouvements convulsifs. La patiente ne répondit à aucune des questions qui lui furent adressées. Au bout d'un quart d'heure, je la réveillai en frictionnant ses paupières et en lui soufflant de l'air sur le visage.

. . . .

Voici une observation beaucoup plus curieuse encore que les précédentes :

9. — Un soir, en présence de plusieurs personnes, j'invite la fille C. B... à s'endormir en regardant un de ses pouces. Une jeune fille de dix-sept ans, très-nerveuse, était assise à côté d'elle, attendant les résultats de l'expérience. Quelques minutes s'étaient à peine écoulées que cette jeune fille est prise d'un éclat de rire qui attire l'attention de toutes les personnes présentes. Je reconnais de suite, à l'aspect de son visage, qu'elle était tombée en extase. Je constate une insensibilité complète, sans catalepsie. Tout à coup, l'extatique s'écrie :

— *Oh!... les beaux jardins!... les beaux fruits!... les belles fraises!....* — Tenez, lui dis-je en feignant d'en déposer une sur ses lèvres, mangez celle-ci.

Elle regarde et répond en fermant les yeux :

— *Je n'en veux pas.* — Mais ces jardins, où sont-ils? — *Je ne les vois plus,* fit-elle en poussant un soupir. Puis aussitôt : — *Monsieur le curé!... Monsieur le curé!...* — Où est-il? lui criai-je.

— *Dans une chambre.* — Que fait-il? — *Je ne le vois plus...* et elle tombe de nouveau dans l'extase.

Alors, tirant de ma poche une lettre que m'avait adressée une dame atteinte d'une affection très-grave, je la lui montrai et lui dis en fermant ses paupières avec le pouce et l'index de la main gauche :

— Regardez.... Que voyez-vous?

Un frisson s'empare d'elle; elle veut s'éloigner de moi comme effrayée et en criant : *Oh!... oh!....* Je crus alors qu'elle lisait le contenu de cette lettre.

— Dites-moi ce que vous voyez? — *Un cachet....* — Et en-suite? — *Des lettres....* — Lisez donc alors?

Elle fit de violents efforts et balbutia :

— *Monsieur....* — Lisez donc toujours.

Après quelques instants de silence, elle lut à haute voix et sans s'arrêter :

— *Monsieur le docteur Gigot, à Levroux....* — C'est tout ce que vous voyez? — *Quelque chose de bleu* (c'était le timbre-poste). — Je vous ordonne de lire ce qu'il y a dans cette lettre. — *Je ne puis... je ne vois pas....*

Très-ému de cette scène, je l'avoue, je cesse d'interroger la patiente et de fermer ses paupières. Aussitôt elle retombe dans l'extase.

J'envoyai chercher M. J... par une domestique, afin qu'il pût être témoin de ce fait. Pendant ce temps, ne voulant pas fatiguer ma somnambule, je me bornai à lui demander si elle souffrait.

— *J'étouffe,* me répondit-elle. Cependant la respiration et le pouls n'offraient rien de particulier. Elle entend la sonnette de la porte.

— Qui vient là? lui demandai-je.... Regardez dans la rue; et à ce moment je replaçai le pouce et l'indicateur de ma main gau-che sur ses paupières. — *Un homme et une femme.* (C'étaient M. J... et la domestique.) — Les connaissez-vous? — *Non.*

M. J... entre.

— Quelle est la personne qui vient d'entrer? — *Un monsieur que je connais.* — Son nom?

Elle réfléchit un peu et s'écrie :

— *C'est M. J....* — D'où vient-il? — *De là* (et elle indiquait du geste la maison de M. J....). — Où est-il allé aujourd'hui? — *Par là* (et son geste se dirigeait vers l'église où M. J... était allé dans la journée).

Celui-ci me remet une tabatière en argent pour la lui montrer.

— Quel est cet objet? — *Je ne sais... c'est blanc....* — Et cela? dit M. J... en lui montrant son mouchoir. — *Un mouchoir.*

Une dame s'approche, tenant d'une main une bougie et de l'autre un porte-monnaie.

— *Une dame en cheveux avec une lumière!* s'écrie-t-elle. — Que tient-elle dans sa main? — *C'est noir...* — Regardez.... — *Je ne sais.*

Je ne voulus pas pousser plus loin mes questions, qui paraissaient fatiguer la jeune somnambule. Je cessai de fermer ses paupières, et l'extase reparut.

La patiente se réveilla après quelques inspirations convulsives, dès que je lui eus soufflé de l'air sur le visage. On put facilement reconnaître, à l'étonnement qu'elle manifesta en voyant M. J..., qu'elle n'avait aucun souvenir de ce qui venait de se passer. Pendant une minute après le réveil, elle resta complétement insensible aux pincements et aux piqûres. . . . .

10. — A. B..., âgée de vingt et un ans, chloro-anémique et nerveuse, est hypnotisée par la méthode de M. Braid. Il faut plus d'un quart d'heure pour déterminer le sommeil. Celui-ci est d'abord assez calme; mais au bout de quelques minutes la respiration devient précipitée et bruyante. Je pince la patiente pour voir si elle était insensible; aussitôt ses yeux s'ouvrent et ses bras sont agités de mouvements rapides et désordonnés. La poitrine paraît comprimée et la gorge serrée. Puis surviennent des pleurs, des cris perçants interrompus par un rire sardonique, enfin une agitation excessive que quelques paroles affectueuses semblent calmer un peu. A la sollicitation des témoins de cette scène, je réveillai la patiente, qui n'eut aucun souvenir de ce qui s'était passé.

Deux jours après, je renouvelle l'expérience en présence de cinq personnes. A. B... est hypnotisée avec une paire de ciseaux placée à quelques centimètres au-dessus de la racine du nez. Dix minutes suffisent pour que le sommeil soit complet. La scène devint beaucoup plus effrayante encore que la première fois, et je doute

que Mesmer ait jamais rencontré dans son Enfer une convulsionnaire plus terrible. Dès que les paupières d'A. B... furent fermées,
cette fille se renversa le long d'un fauteuil, les pieds en l'air et la
tête sur le parquet. Son corps ressemblait à une verge rigide. Elle
poussait non pas des cris, mais de véritables hurlements. Je la fis
transporter dans un cabinet où, couchée sur un tapis, loin de tout
objet qui pût la blesser, elle se livra aux mouvements les plus désordonnés. Ses cris étaient interrompus de temps en temps par des
paroles incohérentes, parmi lesquelles je pus distinguer les mots
cimetière, mort, fantôme.... Puis c'est une scène horrible de désespoir : la patiente veut se déchirer le visage avec ses ongles, et il
faut deux personnes pour l'en empêcher ; ses yeux sont hagards,
ses cheveux épars, et son visage est congestionné. L'orage se calme
un instant pour faire place à des éclats de rire immodérés, suivis
de pleurs, de hoquet, d'efforts de déglutition et enfin de nouvelles
convulsions.

Cet état se prolongea plus d'une demi-heure, et je ne parvins
à réveiller la patiente qu'en lui soufflant de l'air avec force sur les
pupilles, après avoir écarté les paupières.

A. B..., en se réveillant, croyait sortir d'un long sommeil. Aussi
fut-elle très-étonnée de trouver ses vêtements et ses cheveux en
désordre. Pendant les crises, elle avait perdu la sensibilité, et elle
ne répondit à aucune des questions qui lui furent faites.

11. — Je choisis une jeune fille de quatorze ans que je n'avais
pu hypnotiser ni par la méthode de M. Braid ni en provoquant
un strabisme interne avec abaissement des deux globes oculaires.
« Mon enfant, lui dis-je, je suis *sorcier*, et personne ne peut résister au sommeil quand je le veux. » Alors je trace avec de la
craie, sur le parquet, une ligne droite de deux mètres de longueur.
« Il suffit, continuai-je, de regarder cette ligne pour s'endormir :
vous allez voir. » Une personne que j'avais hypnotisée plusieurs
fois se place sur une chaise, en face de la ligne que je venais de
tracer, et la regarde fixement. Au bout de dix minutes, cette personne était cataleptique et insensible, au grand étonnement de la
jeune fille. Après lui avoir fait constater ces phénomènes, et l'avoir
bien persuadée que je n'étais pas un *méchant sorcier,* je la fis asseoir à son tour sur la chaise, en l'engageant à fixer attentivement
la ligne blanche. Cinq minutes au plus ont suffi pour amener le

sommeil, l'insensibilité et la catalepsie. Quoique je lui aie donné, à son réveil, le secret de ma magie, la jeune fille n'est pas bien convaincue encore que je ne suis pas un *sorcier*.

12. — G. T..., sujet de l'expérience 4, est hypnotisée en présence d'A. B..., dont je viens de rapporter l'observation. Cette dernière se tint debout devant la paliente sans éprouver aucune émotion, tant que le sommeil de G. T... fut calme; mais une crise convulsive étant survenue, aussitôt A. B... tombe elle-même dans les convulsions. Je dois déclarer que je ne prévoyais nullement cet effet de l'*imitation*, quoique je susse que A. B... était convulsionnaire pendant le sommeil nerveux. Je fus obligé de la faire transporter dans une chambre voisine, où elle revint peu à peu à elle-même. Interrogée sur ce qu'elle avait éprouvé, cette fille dit qu'en voyant G. T... prise de convulsions, sa vue se troubla, et qu'elle ignorait ce qui était arrivé ensuite.

J'ai déjà cité au chapitre Ier, page 28, l'observation d'une jeune fille de dix-sept ans qui s'endormit seule en regardant une bougie, et qui fut somnambule pendant le sommeil. On trouve dans cette observation des faits en faveur de la clairvoyance somnambulique; mais ils sont beaucoup moins probants que ceux de l'observation 13, dont le commencement est rapporté à la page 56, et dont la suite devait être placée ici :

— Quel est cet objet? — *Une boîte blanche.* (Exact.) — Que contient-elle? — *Des plumes.* (Exact.) — Quel est cet objet? — *Une boîte noire et dorée.* (Exact.) — Que contient-elle? — *De la cire à cacheter verte.* (Il y avait dans la boîte un seul bâton de cire verte et quelques autres de différentes couleurs.) — Quel est cet objet? — *Un livre.* (Exact.) — Lisez. — *Voyages en zigzag.* (Exact, mais lu avec difficulté.) — Où est ma fille? — *Je la vois avec sa bonne traverser une grande rue pavée.... Elle sonne à une porte.* — Chez qui? — *Chez mademoiselle S. B....* (Exact, mais avec hésitation. La somnambule savait que ma fille devait aller avec sa bonne dans cette maison.) — Qui lui ouvre la porte? — *La domestique.* (Exact.)

Elle donne sur plusieurs personnes de Châteauroux des renseignements inexacts.

Une domestique ayant indiqué par un signe qu'une personne se tenait dans le vestibule, je demande à la somnambule quelle est cette personne. Tout le monde l'ignorait, excepté la servante qui l'avait introduite.

— *C'est une demoiselle vêtue de noir et que je connais.* — Son nom? — *E. V...* (Exact, sans hésitation et avec joie.)

On fit entrer mademoiselle E. V.... Dès qu'elle fut en face de la somnambule, celle-ci s'écria avec transport et en frappant des mains :

— *Oh! E. V...! E. V...!* et d'abondantes larmes coulèrent sur ses joues. — D'où vient mademoiselle E. V...? — *De chez elle.* (Exact.) — Qu'y faisait-elle? — *Elle travaillait auprès du feu.* (Exact.) — Regardez; que voyez-vous? — *La main d'E. V...* (Exact.) — Est-ce tout? — *Une bague à son doigt.* (Exact.) — Qui la lui a donnée? — *Une demoiselle de Châteauroux.* (Exact; avec hésitation. La somnambule ignorait positivement, avant le sommeil, quelle était la personne qui avait donné cette bague.)

Je lui place un étui dans la main.

— A qui appartient cet objet? — *A madame J...* (Exact.) — (Cette dame était présente.) — Chez qui a-t-il été acheté? — *Chez M. D....* (Exact.) — Voyez-vous quelqu'un venir dans la rue (en ce moment une femme très-connue de la somnambule se dirigeait du côté de la rue)? — *Oui... Un homme qui siffle....* — Ne vous trompez-vous pas? Regardez bien. — *Je ne me trompe pas... je le vois... il vient....*

En effet, au bout de quelques secondes, toutes les personnes présentes virent paraître à l'extrémité de la rue un individu en blouse qui sifflait.

— Vous ne voyez aucune autre personne? — *Non.*

On sonne à la porte d'entrée, et un monsieur que j'avais envoyé chercher est introduit dans mon cabinet.

— Qui a sonné? — *Un monsieur qui est dans votre cabinet.* — Le connaissez-vous? — *Très-bien!... très-bien!....* — Son nom? — *Je le connais très-bien..... c'est un monsieur qui va souvent à l'église et qui se tient toujours dans la chapelle de M. l'abbé.* (Exact.) — Mais son nom? — *M. B....* (Exact. — Elle savait que M. B... devait venir dans la journée.)

Je voulus réveiller la somnambule, qui paraissait être fatiguée, mais cela me fut impossible. Elle devint extatique et cataleptique. Je la fis transporter sur un lit, et j'allai moi-même chercher M. B...,

qui se plaça derrière un paravent, en face de la patiente. Alors
fermant ses paupières et lui indiquant le paravent avec la main, je
lui dis :

— Que voyez-vous? — *M. B...*, *il se cache*.

Elle décrivit très-exactement sa mise et son attitude. Comme je
ne pouvais réveiller mademoiselle X... par les moyens ordinaires,
je lui fis sentir de l'*assa fœtida*. Après quelques inspirations accom-
pagnées de cris et de mouvements convulsifs, la jeune somnambule
se réveilla en pleurant. Elle n'avait aucun souvenir de ce qui venait de se passer. L'insensibilité périphérique persista pendant
quelques minutes.

16. — Mademoiselle X... étant hypnotisée, je lui bandai les
yeux et l'invitai à lire à la première page d'un livre placé au-dessus
de son front. Pendant plus d'un quart d'heure elle épela chaque
mot, à voix basse, absolument comme un écolier qui connaît à
peine ses lettres, puis elle s'écria avec vivacité et en pleurant :
Dictionnaire français par Raymond. (Exact.)

Interrogée sur ce que faisait ma fille, qui était sortie depuis une
demi-heure avec sa bonne :

— *Elle est chez une dame que je connais....* — Son nom? —
Oh! je la connais!.... — Mais alors nommez-la.

Elle réfléchit longtemps, comme si sa mémoire l'eût abandonnée, et enfin elle nomma madame G....

C'était très-vrai, et j'ignorais, comme la somnambule, que ma
fille dût aller chez cette dame.

Lui ayant mis une lettre dans la main, elle lut la signature
avec facilité, tandis qu'il lui fallut au moins une demi-heure pour
dire le nom d'une personne qu'elle connaissait beaucoup et qui
était entrée dans la chambre au moment de l'expérience. Pendant
qu'elle s'efforçait de nommer cette personne, je lui adressai d'autres questions, mais je ne pus la distraire de ses idées; elle répon-
dait toujours : *Ce nom!....* *Ce nom!....* Lorsqu'elle l'eut enfin
trouvé et qu'elle le prononça, elle versa des larmes abondantes.

Invitée de nouveau à lire à la première page d'un livre placé
derrière sa tête, la somnambule épela très-distinctement, et plus
de vingt fois de suite, le mot *Révélations*, qui était le premier du
titre du livre, sans pouvoir prononcer ce mot. On eût dit qu'elle

oubliait chaque syllabe au fur et à mesure qu'elle en épelait une nouvelle.

Parmi les faits que j'ai observés, il y en a trois que je puis citer comme des exemples de divination et de prévision.

Le premier est relatif au prénom d'un prêtre que la somnambule prononça, quoique ce prénom lui fût inconnu, aussi bien qu'à toutes les personnes présentes à l'expérience. Le second concerne un malade atteint d'une affection organique de l'estomac. Je conduisis mentalement la somnambule chez ce malade, et je la priai de me dire où il souffrait.

— *A l'estomac... je vois une grosseur, du sang, de l'humeur..... pauvre monsieur!....* — Croyez-vous qu'il guérira? — *Non.*

Le malade mourut un mois après.

Voici le troisième fait :

— J'attends des parents, dis-je à la somnambule, pourriez-vous me dire quand ils viendront? — *Mercredi prochain.... Oh! non... attendez... Jeudi matin... oui, jeudi; bien sûr.*

Cette prévision s'est réalisée.

Les indications données par la somnambule sur ce que faisait mademoiselle E. V..., sur sa bague et sur l'étui de madame J... (*voyez* p. 84 (1)), ne doivent-elles pas être considérées aussi comme des faits de divination?

XVII. M. Gigot-Suard rapporte en ces termes une remarquable déclaration de M. Rostan, professeur à la Faculté de médecine de Paris :

A son cours de l'hôpital de la Pitié, le professeur Rostan fit le récit suivant, recueilli sous sa dictée par l'abbé Loubert, alors élève en médecine :

« En fait de prévision somnambulique, Messieurs, j'ai vu des faits bien singuliers, et c'est à peine si j'ose en croire mes observations nombreuses. A l'hôpital de la Salpêtrière, je fis entrer une femme en somnambulisme en présence de plusieurs médecins. Assise sur son lit, elle était dans le calme le plus profond; tout à coup elle s'agite violemment, comme une personne en proie à la

(1) Page 154 de ce livre.

souffrance. Nous lui demandons la cause de ce changement subit, elle ne veut pas répondre d'abord, puis enfin elle nous dit : « Je sens Félicité qui approche. » En effet, au bout d'un instant, la porte s'ouvre et nous voyons entrer la malade qu'elle venait de désigner. La somnambule paraissait souffrir de plus en plus, nous insistons pour en connaître la cause, mais elle s'excuse en disant qu'elle craint de chagriner son amie. Nous la faisons sortir, ne sachant pas trop à quelle révélation nous devions nous attendre, et nous pressons de nouveau les questions, afin de dissiper notre incertitude ; elle répond : « Les médecins croient qu'elle est attaquée de la poitrine ; mais il n'en est rien, c'est le cœur qui est malade. » Elle continue : « Dans quatre jours, samedi, à cinq heures, elle aura une violente hémorrhagie ; vous la ferez saigner, mais vous ne l'empêcherez pas de mourir *six jours après*. » L'hémorrhagie eut lieu, Messieurs, le samedi à l'heure indiquée ; on saigna, suivant l'indication de la science, et *six jours après*, la prévision eut son entier accomplissement. L'autopsie vérifia le diagnostic de la somnambule. » (*La Vérité sur le Mesmérisme démontrée par l'Hypnotisme*, par le Dr Gigot-Suard (de Levroux). Une brochure. Prix : 3 fr. Chez Labbé, à Paris.)

XVIII. On lit ce qui suit à la page 69 du livre de Braid, intitulé *Witchcraft, hypnotism :*

Un de mes sujets qui dans l'état de veille ignorait la grammaire de sa langue, et n'avait que très-peu de connaissance en musique, mais était naturellement doué d'une belle voix, parvenait à accompagner Jenny Lind, une fois dans le sommeil hypnotique. La somnambule réussissait à imiter d'une manière si complète la voix de cette dame en chantant avec elle des morceaux dans différentes langues dont elle n'avait jamais entendu parler auparavant, qu'elle reproduisait à la fois les paroles et la musique avec une précision et une simultanéité parfaites, à tel point que les personnes présentes ne pouvaient distinguer les deux voix. (*Witchcraft, hypnotism,* p. 69.)

XIX. Un homme dont la critique sévère et la rare érudition sont universellement appréciées, M. A. MAURY, de l'Institut, apporte un témoignage à l'appui de ce que nous avons avancé concernant les modifications organiques susceptibles d'être produites par l'idéoplastie. Ce qui suit est extrait de l'*Encyclopédie moderne,* article *Extase :*

Non-seulement plusieurs saints et saintes ont éprouvé les douleurs du crucifiement, mais certaines saintes ont encore ressenti les souffrances de la couronne d'épines, et, qui plus est, *elles ont offert sur le front des traces incontestables de ce cruel supplice,* à la suite des visions dans lesquelles elles s'étaient vues ainsi martyrisées.

XX. MM. les docteurs DEMARQUAY, chirurgien de la maison municipale de santé, du conseil d'État, membre de la Société de chirurgie, etc., etc., et GIRAUD-TEULON, ancien élève de l'École polytechnique, lauréat de l'Institut, ont aussi apporté leur contingent à la démonstration du braidisme. Ces messieurs viennent de publier sous le titre de *Recherches sur l'hypnotisme* (chez J. B. Baillière, à Paris) une série d'expériences dont quelques-unes doivent trouver place ici :

Obs. 22. — Une dame de vingt ans est plongée dans le sommeil nerveux, sans le secours de l'objet brillant, sans strabisme provoqué par conséquent, et seulement par le maintien du regard dans la fixité légèrement convergente et le globe tourné en haut. Après quelque cinq à six minutes, elle s'endort.

Madame B..., quelques minutes avant notre entrée, avait reçu une lettre de son mari qui lui annonçait son arrivée pour le soir même à six heures ; et après sa longue et ennuyeuse solitude dans sa chambre de malade, cette nouvelle avait fait naître en elle une grande préoccupation de bonheur. Aussi, à peine endormie, interrogée sur son état, elle répond d'abord qu'elle est très-bien et très-heureuse. — Que voyez-vous ? — Mon mari. — Où est-il ? — Il vient, il est en chemin de fer ; il sera ici ce soir à six heures. —

Quelle heure est-il maintenant? — Dix heures et demie (notion toujours exacte de l'heure chez tous les sujets).

. . . .

— Voulez-vous venir au-devant de votre mari? — Oui. — Eh bien, levez-vous; donnez-nous le bras. La malade se lève et fait quelques pas, mais avec peine, et comme luttant contre quelque tendance instinctive contraire. Pressée par nous, elle répond que son mari lui fait signe de ne pas avancer, qu'il y a danger à l'approche du convoi. Avançant graduellement vers la porte, le courant d'air froid qui en provient frappe son visage. Elle se réveille subitement, et sa physionomie exprime la plus grande surprise.

XXI. Les réflexions suivantes de MM. Demarquay et Giraud-Teulon nous méritent d'être notées :

Les physiologistes qui ont consacré leurs méditations à l'étude de quelqu'une des fonctions spéciales que nous venons de nommer, les médecins qui se sont occupés plus ou moins attentivement des perversions desdites fonctions ou des troubles survenus dans leurs appareils, pourront être conduits à de précieux renseignements par les investigations qu'ils auront l'occasion de faire dans cette voie. L'hypnotisme, dans les circonstances où le médecin aura eu l'avantage de le rencontrer sur sa route, ou dans celle où il aura cru devoir l'amener, peut donner lieu à une analyse aussi utile que curieuse des sens spéciaux, de celui de l'audition, par exemple, qui paraît être le seul profondément influencé [Inexact]. On pourra étudier, au moyen de cette nouvelle dichotomie survenue entre les manifestations générale et spéciale de la sensibilité, ce qui, dans les fonctions, relève de l'une ou de l'autre. Rechercher si l'exaltation de la sensibilité spéciale, par exemple, est un fait propre à ce département du système sensible, surexcité pendant que le système général s'endort; ou bien si, au contraire, cette hyperesthésie n'est qu'une circonstance secondaire et subordonnée à l'apparition plus nette d'un certain ordre de sensations, par suite du sommeil des autres. Des investigations sérieuses dans cette ligne peuvent apporter de nouvelles lumières sur les affections de l'organe de l'ouïe et notamment sur les paralysies. C'est un sujet que nous signalons à l'attention des médecins et des physiologistes. Il y a là peut-être une source précieuse de données diagnostiques nouvelles.

XXII. Les deux observations qui suivent, extraites du même ouvrage, nous paraissent de nature à détromper quiconque regarderait le braidisme comme un jeu innocent :

Des phénomènes du même ordre, mais présentant un caractère beaucoup plus redoutable et propre à entraîner à leur suite autant de conviction que d'effroi, se sont offerts depuis à notre observation. Une dame de la ville, hypnotisée et interrogée, dans des conditions analogues à celles relatées dans la précédente observation, se prit, pendant cet état de sommeil loquace, à répondre à notre curiosité scientifique par des confidences faites pour satisfaire une tout autre sorte de curiosité, et *tellement graves, tellement dangereuses pour elle-même,* qu'aussi effrayé pour la malade que frappé de notre responsabilité ainsi fatalement engagée, nous nous empressâmes de réveiller la malheureuse auteur de ces trop libres communications.

Comme élément nouveau propre à ajouter à la conviction, nous placerons ici l'observation suivante dont le sujet est au-dessus de toute espèce de soupçon, dont le nom respecté ne peut être allié à l'idée de supercherie, et qui d'ailleurs n'avait personne à tromper.

OBS. — Une dame du monde, très-impressionnée et très-impressionnable, témoin de quelques expériences d'hypnotisme, en parle dans sa famille à son retour chez elle. Curieuse de vérifier sur elle-même les faits dont elle a été témoin, elle se prête à un essai du même genre. Un objet brillant est placé devant ses yeux par un de ses parents, la chose se passant tout à fait dans l'intimité et sans médecin présent. Au bout de quelques minutes, la permanente fixité de son regard surprend : on interrompt l'expérience et on l'appelle ; pas de réponse ; on prend un de ses bras qui, soulevé, retombe. On se regarde ; l'effroi commence à gagner autour d'elle. Que faire ? pas de médecin, pas d'indication visible à remplir. Le mari, le fils commencent à s'effrayer : ce dernier, les larmes aux yeux, se précipite sur sa mère, et couvre son front, ses yeux de baisers. Madame de... se réveille, et tombe dans une belle attaque de nerfs. Après la crise de larmes et la détente obtenue, elle dit alors qu'elle a eu une dure épreuve à subir ; qu'elle avait toute sa connaissance, voyait sa famille en larmes et dans l'effroi, sans pouvoir faire aucun signe qui mît un terme à cette situation pénible. Un grand poids sur le creux épigastrique lui semblait opprimer sa respiration, et quant à son système musculaire, elle était, c'est son expression, « enveloppée comme d'une chemise de plomb ».

Madame de... a été pendant deux journées souffrante à la suite de cette petite expérience fantaisiste. Son caractère ne permet aucun doute quant à la parfaite réalité de toutes les circonstances du récit.

Madame de..., comme tous les autres sujets, s'est plainte de s'être trouvée à son réveil couverte d'une *sueur froide générale.*

En présence de ce concours de témoignages émanés des sources les plus respectables et venus de toutes parts, quel cas convient-il de faire des dénégations obstinées de certaines gens qui, déclarant n'avoir rien vu, ne peuvent invoquer que leur ignorance à l'appui de leur démenti ?....

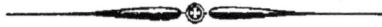

SIXIÈME CONFÉRENCE.

Aures habent!....

Résumé général. — Réponse à quelques critiques. — Appel aux médecins.

Avant d'ouvrir la séance expérimentale qui va clore ce cours, tournons nos regards sur la route qui vient d'être parcourue, et embrassons d'un coup d'œil synthétique les divers points de doctrine que nous avons signalés en courant.

Un des premiers corps scientifiques d'un pays réputé le plus éclairé de la terre s'est ému dernièrement d'une découverte étrange, inouïe. Mais, à la grande surprise des savants, cette découverte venait à peine d'être annoncée au monde, que de tous les pays et de tous les siècles des voix s'élevaient pour en revendiquer la priorité.

L'histoire, appelée à se prononcer sur cette compétition inattendue, déclara, comme la sagesse des nations, qu'*il n'est rien de nouveau sous le soleil*, et l'histoire donna son suffrage aux contemporains du déluge.

Et pourtant, oui, Messieurs, il est quelque chose de

véritablement nouveau, quelque chose qui semble la propriété exclusive de notre époque, c'est la négation, par la science enseignante, de tout un ordre de faits qui sont la manifestation d'une des grandes faces de la nature humaine et l'expression la plus admirable de ses facultés. Ces faits, restés inexpliqués, mais universellement admis jusqu'au dix-huitième siècle, furent alors rejetés par la philosophie : impuissante à résoudre le problème, elle le supprima. Mais si, pour son humiliation, la science moderne devait si longtemps fermer les yeux aux vérités qui seules viennent pénétrer de quelques lueurs la mystérieuse origine de l'homme, qui sont en même temps l'appui de ses croyances les plus chères et de ses plus nobles espérances, en revanche aussi il lui était réservé d'arracher ces vérités inappréciables aux landes sauvages de la superstition et de l'empirisme pour les transplanter dans le jardin des connaissances rationnelles et certaines.

Sous le nom d'*hypnotisme* (qu'il faut remplacer désormais par celui de *braidisme*), une première catégorie de ces faits proscrits est sur le point d'être réintégrée dans le cadre officiel des études anthropologiques. Nos conférences ont eu pour but de vous offrir une exposition raisonnée de ce sujet aussi intéressant que nouveau.

———

Le braidisme se réduit, dans sa pratique la plus élémentaire, à faire attacher les regards d'un individu sur un point fixe, pour arriver, par ce simple moyen, à dé-

terminer chez lui l'état d'insensibilité. Nous avons démontré que toute la vertu de ce procédé réside dans
la concentration et la quasi-suspension de la pensée
auxquelles il donne lieu, et dans une congestion nerveuse du cerveau, qui en est l'effet physiologique con-
sécutif. Nous avons ensuite fait voir que cette opération
n'est qu'un simple préliminaire qui doit être complété
par l'emploi d'une action nouvelle et déterminante. Cette
action, c'est l'*impression mentale*, c'est la suggestion
d'idées capables de produire une réaction modificatrice
non-seulement sur les diverses fonctions du cerveau,
mais aussi sur les diverses fonctions de la vie organique
elle-même.

Passant à l'examen des rapports que l'anatomie et la
physiologie ont constatés entre le cerveau et toutes les
divisions du système nerveux, nous avons cru trouver
dans la considération raisonnée de ces données positives une explication claire et complète de cette sur-
prenante influence. Nous avons d'abord été amenés à
reconnaître que toutes les fonctions vitales se rattachent au cerveau par des conducteurs d'actions excitatrices et d'actions motrices qui placent la vie animale
et la vie végétative dans une dépendance réciproque et
spécifique, d'où découle cette conséquence admirable,
d'ailleurs surabondamment confirmée par l'observation
vulgaire, que toute fonction organique tend à subir le
contre-coup des modifications survenues dans une certaine fonction mentale corrélative. Or, avons-nous fait
observer, toute modification mentale est un phénomène
de la conscience, et, par conséquent, elle est suscep-

tible d'être régénérée par le souvenir. Donc les impressions de la mémoire peuvent agir sur les opérations de la vie nutritive. A ce sujet nous avons mentionné le phénomène de la salivation, qui se produit également par l'application de corps sapides sur l'organe du goût ou par le réveil purement mémoratif d'une sensation de saveur anciennement éprouvée. L'exemple de ce qui se passe dans les conditions vitales, physiques et mécaniques de l'appareil procréateur sous l'influence d'émotions actuelles ou rétrospectives, apportait une preuve matérielle plus saisissante encore à l'appui de notre résultat théorique.

Nous ne pouvions méconnaître, toutefois, que cette action organomotrice des impressions de la mémoire est habituellement restreinte à un très-petit nombre de fonctions. Mais, d'autre part, nous avons montré comment il est possible d'obvier à cet obstacle naturel en appelant sur les points vitaux que l'on veut impressionner la force nerveuse artificiellement accumulée au cerveau. Cependant, ce nouveau secours lui-même, pour être efficace, avait besoin d'une impulsion : nous l'avons trouvée dans le stimulant de la *crédivité*, c'est-à-dire dans l'*affirmation*.

En esquissant cette théorie de l'idéoplastie, nous avons touché à quelques questions avoisinantes dont l'intérêt saisissant nous a arrêtés.

On est habitué à considérer les phénomènes vitaux qui se développent sous l'action des agents extérieurs, comme ayant pour cause efficiente ces agents eux-mêmes, ou, du moins, comme ne pouvant se produire sans leur concours. Nous avons essayé d'établir — et nous espérons y être parvenu — que la cause essentielle de ces phénomènes est *tout entière* dans les facultés vitales, et que la spécificité des agents tient uniquement à une disposition externe et purement physique de chaque organe, disposition qui en s'adaptant à leur nature respective les met en relation spéciale et exclusive avec les facultés qui leur correspondent.

Ainsi, agir sur les facultés vitales, quelque voie et quelque moyen que l'on prenne pour y arriver, c'est modifier les fonctions que ces facultés exercent. Dès lors il est aisé de comprendre que, toutes les facultés vitales ayant leur siége au cerveau ou se trouvant sous l'influence de cet organe, toutes les modifications physiologiques spéciales provoquées par la lumière, par les vibrations sonores de l'air, par les aliments savoureux, par les émanations odorantes, par les agents pharmaceutiques appelés vomitifs, purgatifs, diaphorétiques, diurétiques, etc., peuvent être réalisées en dehors de l'intervention de ces agents matériels, et seulement par l'action réciproque des forces vitales sur elles-mêmes.

Ici nous nous sommes demandé : quelle est la nature intime de ces forces vitales, seules en possession réelle des propriétés attribuées à la matière, à cette *matière* qui, nous étant connue seulement par ces qualités d'emprunt, ne reposerait plus, ce semble, que sur une illusion? que sont en elles-mêmes ces forces mystérieuses qui, après avoir été niées, menacent maintenant d'absorber en elles toute existence ? qu'est-ce donc que les forces vitales ?

La méthode inductive nous a prouvé autant qu'il est en son pouvoir de le faire, que les forces vitales sont toutes de même nature, et qu'elles sont radicalement homogènes au principe de la sensibilité et de la pensée.

Après avoir déterminé la phénoménologie subjective des forces vitales, nous avons voulu rechercher la nature de leur objectivité ontologique, et nous avons tenté une incursion dans les hautes sphères de l'ontologie générale. Nous étions parvenus à déterminer l'essence subjective des *forces motrices* de la vie chez l'homme et chez les animaux en les ramenant toutes à un principe commun qui a la propriété de se sentir, de s'analyser et de se connaître lui-même, le *moi*. Ce résultat obtenu, nous avons cherché à nous élever jusqu'à la conception de la nature essentielle du *principe universel du mouvement.*

Par des arguments nouveaux que nous aimons à croire irréfutables en attendant qu'ils subissent l'épreuve de la discussion, nous pensons avoir établi que la *force motrice première* est partout essentiellement identique à elle-même, et identique partout au principe de la sensibilité et de la pensée, au *moi*.

La théorie venant ainsi donner raison à l'aspiration universelle vers l'immortalité, et au sentiment inné de la justice, établirait deux vérités d'une importance incomparable :

La première, c'est que l'âme étant l'élément infinitésimal et absolu de la substance, ne peut périr, car elle est principe et non conséquence, cause et non effet ; car, seul être primordial, seul être incréé, seul être existant par lui-même, elle est à l'abri de la dissolution, la dissolution ne pouvant atteindre que ce qui tire son existence d'une agrégation de parties ;

La seconde, c'est qu'il n'est qu'une seule nature primordiale dans l'univers, et que tous les êtres, quelque variés et quelque différents qu'ils nous apparaissent sous leurs manifestations actuelles, sont, toutefois, essentiellement et virtuellement identiques, et ont tous, dans l'infini, une même origine et une destinée unique.

En présence des propriétés générales du braidisme dont nous avons fait l'énumération, les applications utiles que nous sommes en droit d'en attendre s'offrent naturellement à notre esprit. Les chirurgiens lui demandent un anesthésique ; il leur donnera le plus parfait après qu'on aura réalisé dans ses procédés quelques perfectionnements qu'il reste à découvrir sans doute, mais qui seront certainement la récompense d'une recherche sérieuse. La médecine pharmaceutique lui empruntera souvent des succédanés, et des adjuvants toujours. Les affections nerveuses, ces Protées de la pathologie, ces cauchemars de la thérapeutique, deviendront son apanage et le terrain de ses plus constants succès. Le rachitisme de l'intelligence, les déviations du caractère, trouveront en lui leur orthopédie. La facilité avec laquelle l'idéoplastie nous permet d'agir séparément sur les différents systèmes fonctionnels de l'économie en fait pour la physiologie expérimentale un instrument d'analyse d'une valeur inespérée. Enfin, en nous donnant le moyen de faire fonctionner séparément les divers rouages de la pensée, d'en ramener l'exercice à ses opérations élémentaires, et de déterminer ces éléments à se prêter à toutes les combinaisons désirables; en nous apprenant en outre à tirer de leur *latence* une classe entière de *manières d'être* des facultés de l'âme, le braidisme fournit une base expérimentale à la psychologie, qui dès lors devient science positive et prend rang dans le cadre élargi de la physiologie animale.

———

Après avoir résumé en peu de mots la doctrine dont ces conférences n'étaient destinées elles-mêmes qu'à vous présenter une esquisse à grands traits, je ne crois pas hors de propos de donner ici une courte réponse aux critiques dont cette doctrine a été l'objet. Mais d'abord la gratitude m'oblige à reconnaître que, si le livre où j'ai exposé, il y a cinq ans, les vues théoriques dont j'ai dû me borner ici à donner quelques aperçus partiels, m'a attiré certains reproches, en revanche cette production de ma jeunesse m'a valu de la part d'illustres savants et des plus profonds penseurs de notre époque, des encouragements infiniment précieux.

« Votre enseignement n'est point *médical* », me disait dernièrement un honorable membre de l'Académie de médecine, qui, je le crains bien, est un peu plus dévoué aux traditions de son école que ne le voudrait le libre èxamen scientifique. Veut-on m'accuser par là d'avoir méconnu quelqu'une des vérités certaines rigoureusement établies par la science? ou bien veut-on dire que j'ai manqué de soùmission aux hypothèses dogmatiques de nos maîtres? Si ma doctrine s'appuie sur des faits controuvés ou sur des raisonnements forcés, je suis en droit d'attendre qu'on me signale ces erreurs; que si, au contraire, mon seul tort est d'avoir foulé aux pieds les préjugés classiques pour arriver à des vérités nouvelles sous la conduite d'une observation exacte, d'une logique scrupuleuse et inéluctable, j'accepte le reproche sans en être humilié. Personne n'ignore que les grandes innovations, que les plus importantes acquisitions de l'esprit humain, dont l'accumulation progressive constitue le précieux trésor de nos connaissances présentes, furent autant d'hérésies qui prévalurent après une lutte contre la science orthodoxe. Pour nous renfermer dans l'histoire de la médecine, rappelons que les glorieuses découvertes de Harvey, de Jenner et de vingt autres, furent déclarées coupables au premier chef contre la science. On rencontre quelques pathologistes de la vieille roche qui refusent encore de regarder au microscope pour ne pas éprouver la douleur d'y voir la réfutation humiliante de conceptions erronées qui n'en resteront pas moins à jamais pour eux la *saine* doctrine médicale.

On m'a reproché d'être tout à la fois idéaliste et matérialiste, vitaliste et organiciste. Un tel blâme est un éloge. La recherche philosophique, dans sa période empirique et rudimentaire, enfante des conceptions étroites, simplistes, exclusives et ennemies. Chacune d'elles s'attachant à un seul côté de la vérité, croit nous la montrer tout entière sous cette face de prédilection, et nie l'existence de ses autres aspects. C'est la mission d'une philosophie plus complète et plus éclairée de mettre un terme à la querelle en coordonnant les principes vrais des systèmes rivaux et en faisant de leurs antithèses les termes symétriques d'une synthèse supérieure. C'est donc pour le plus grand honneur de cet enseignement que le spiritualisme et le matérialisme, l'animisme et l'organicisme, s'y donnent fraternellement la main dans une réconciliation franche et définitive.

On m'accuse encore d'avoir parlé sans fiel et sans mépris de la phrénologie, du mesmérisme et de quelques autres hérésies physiologiques et médicales. Le délit est patent, et je suis réduit à plaider les circonstances atténuantes. L'avis que je me suis permis de porter sur ces irritantes questions n'est point un écho servile de l'opinion dominante, c'est le fruit d'un examen loyal, patient, laborieux, approfondi. Ceux qui me blâment sont-ils bien sûrs de pouvoir se rendre à eux-mêmes un pareil témoignage?

Je fais cas autant que personne des saines et fécondes lumières dont nos académies sont le brillant foyer; mais quant à l'esprit de secte, quant aux préjugés aveugles et passionnés qui, trompant la vigilance de ses gardiens, ont pénétré dans le sanctuaire de la science, se sont installés à ses côtés et partagent avec elle l'encens de ses adorateurs, ce sont là de fausses divinités auxquelles on ne me verra jamais sacrifier. J'ai exprimé mon sentiment sur toutes choses, et je veux l'exprimer toujours, avec toute l'indépendance d'un humble chercheur de vérités qui ne s'est inféodé à aucune coterie, qui n'a juré fidélité à aucun *credo*, et qui n'a ni patrons ni clients à ménager.

Le fait expérimental que je vous ai annoncé et que j'ai réussi à produire devant vous dans ma troisième conférence, n'a pas moins de peine à se faire accepter de certains esprits que la théorie à l'aide de laquelle nous avons cherché à nous l'expliquer. Le scepticisme a ses égarements comme la superstition, et l'évidence la plus éclatante ne suffit pas toujours pour dessiller les yeux qu'il a fermés. Ainsi, il est des savants, d'ailleurs très-dignes de ce nom, qui se montrent, à l'égard des phénomènes du braidisme, bien autrement incrédules que le saint incrédule de l'Évangile. Il ne leur suffit pas de voir et de toucher pour être convaincus d'une réalité qui leur répugne, ils exigent en outre qu'il leur soit démontré que leur répugnance est dénuée de tout fondement et qu'ils sont dupes d'une prévention gratuite. Nous allons essayer de les satisfaire.

Préjugeant le fait en question, on l'a classé tout d'abord dans l'ordre du merveilleux et du surnaturel, c'est-à-dire dans l'ordre des illusions, des supercheries et des impossibilités. Ce fait a eu beau depuis s'attester aux cinq sens par les manifestations les plus matérielles, on l'a repoussé comme une décevante fantasmagorie. Et pourtant, Messieurs, avec plus de calme et de réflexion, il était aisé de s'apercevoir que rien n'est moins prodigieux que cette merveille, que rien n'est moins

merveilleux que ce prodige, que rien n'est plus raisonnable que cette absurdité, et qu'enfin il n'est rien
qui soit plus vulgaire, qui nous soit plus familier, et que
nous observions à tous les instants du jour avec plus
d'indifférence. J'ai avancé qu'une impression faite sur
le moral d'une personne, qu'une idée évoquée dans son
esprit, peut exercer sur chacune des fonctions de son
économie une influence spécifique dont une deuxième
personne peut prendre la direction et lui faire produire une série d'effets physiologiques au gré de sa volonté... et l'on s'est récrié. Mais les agents matériels de
la pharmacie ne donnent-ils donc pas le même pouvoir
à la main qui les administre? Cette puissance de modifier les opérations et les énergies de la vie, on l'accorde
sans marchander à ce qu'on nomme la *matière inerte,*
et on ne trouve rien que de naturel à ce qu'il en soit
ainsi; mais vouloir attribuer le même pouvoir sur la vie
à la vie elle-même, vouloir attribuer le même pouvoir
sur le mouvement vital à la force inimitable qui met ce
mouvement en branle, qui l'anime, qui le soutient et le
pondère, c'est de la folie, assure-t-on....

Messieurs, qu'il me soit permis de vous demander, à
mon tour, pour quel secret usage vous entendez réser-
ver la logique et le bon sens. Serait-il vrai que l'on aurait
attendu nos expériences pour se douter que l'état moral
peut avoir une réaction sur l'état physique? Ignore-t-on
que telle émotion suffit pour changer, instantanément et
de la façon la mieux accusée, l'activité sécrétoire de certaines glandes et les dispositions mécaniques de certains
tissus et de certains organes? A-t-on besoin d'apprendre

que certaines formes de la *peur* déterminent une sécrétion extraordinaire de l'urine et altèrent la composition
normale de ce produit? qu'une autre variété de ce sentiment agit sur l'intestin de la même manière et avec
la même efficacité que le drastique le plus matériel et le
plus violent? Ne sait-on pas que les neuf dixièmes au
moins des affections du cœur sont causées par les peines morales? Quelques heures d'angoisses n'ont-elles pas
suffi souvent pour faire passer au blanc de neige les
cheveux du noir le plus pur? Poisons plus subtils que
l'acide prussique, trois mots, trois syllabes soufflées ino-
pinément à l'oreille d'un homme, maintes fois ne l'ont-
elles pas foudroyé, ne l'ont-elles pas frappé sur-le-champ
de mort ou de démence?

Quel est le médecin, quel est l'homme du monde,
quel est l'ignorant qui ne soit instruit de toutes ces
choses?

La conscience de quelques personnes se révolte à
penser que leur âme, par la suggestion d'une idée qui
vient la surprendre, qui s'impose à elle, qui s'empare
de ses sens, de son intelligence et de ses affections, et
les surexcite ou les étouffe, puisse tomber à la merci
de l'âme d'une autre personne, de telle sorte que, pour
employer le langage expressif de M. le docteur Azam,
l'une de ces âmes puisse jouer avec les facultés de l'autre
comme on joue avec les touches d'un clavecin. On nie
la possibilité d'un pareil outrage à la majesté de la nature humaine, d'un tel attentat à l'inviolabilité morale,
d'une semblable violation du sanctuaire de la person-
nalité et du libre arbitre, parce qu'elle exclurait, dit-on,

la responsabilité individuelle, la morale, et jusqu'à l'existence de Dieu. J'invite ces personnes à porter d'abord leur attention sur un fait dont elles se sont trop peu embarrassées, sur un fait que nul du reste ne songe à mettre en doute, et que chacun accepte sans murmure :

Le suc de deux plantes, le pavot blanc et le chanvre indien, a la propriété de fermer nos sens à la réalité et de traîner notre imagination à travers les aberrations les plus lamentables de la folie; un verre d'alcool renverse la raison de son trône sublime, et quelques minutes lui suffisent pour faire tomber le plus noble génie au-dessous de la brute. Certaines drogues bien connues, dont l'abus a été prévu par le Code pénal, ont le pouvoir sacrilége de souiller la pureté de Lucrèce, de triompher de sa vertu, et de jeter son cœur en pâture à toutes les ardeurs de Messaline. Si la majesté humaine, la liberté morale, la justice et Dieu peuvent rester intacts devant cet asservissement profond, devant cette profanation manifeste de l'esprit par la matière, comment ces grands principes seraient-ils donc renversés parce que l'esprit subirait l'influence de l'idée, c'est-à-dire de la plus noble de toutes les puissances, d'une puissance qui lui est congénère, qui est une émanation de lui-même?

La réduction en un système méthodique d'applications utiles de l'influence, en tout temps reconnue, de nos idées sur notre état moral et sur notre état physique, est sans doute un résultat immense; mais ce résultat n'a rien qui doive surprendre; ce qui est digne d'étonnement, c'est qu'il n'ait pas été prévu et réalisé plus tôt.

Mais un pouvoir aussi absolu de l'homme sur son sem-

blable n'est-il pas un formidable danger, et peut-il être
envisagé sans les plus graves appréhensions? Certes, le
braidisme ne saurait échapper à cette double destinée de
toutes les forces de la nature qui les a rendues susceptibles de causer d'autant plus de mal qu'elle les a faites
plus puissantes à produire le bien. Les effets pernicieux
par lesquels elles se révèlent le plus souvent à notre connaissance ne sont donc que le signe et la mesure des
avantages qu'il dépend de nous d'en tirer. Les premiers
sont imputables à notre ignorance ou à la perversion de
nos désirs; la science et la société nous assurent la jouissance des seconds.

La flamme qui nous éclaire et nous réchauffe peut
devenir sans doute une torche incendiaire, et le soc
nourricier de la charrue peut se changer, lui aussi,
en poignard d'assassin. Et pourtant! qui de nous son-
gerait à proscrire le feu et le fer, et voudrait se priver
de ces indispensables auxiliaires pour quelques trahi-
sons dont notre dépravation ou notre ineptie est seule
coupable?

Que le braidisme soit donc le bienvenu, car il se présente aux hommes les mains pleines de vérités, de con-
solations et de secours réparateurs. Mais, aux médecins, d'une part, et, de l'autre, à ceux qui ont la haute
mission de veiller au bien public, incombe le devoir de
diriger et de maintenir cette puissance nouvelle dans la
voie de ses applications légitimes. Quels maux ne fau-
drait-il pas en attendre si, méconnue des savants,
ignorée de la société, elle devenait le jouet d'une curiosité frivole, et si le crime, plus éclairé que la vigilance

sociale, allait découvrir en elle une sûre garantie d'impunité!

J'adjure la science, et en particulier la médecine, que cette question concerne de la manière la plus directe, je l'adjure de reconnaître solennellement des faits qu'elle ne saurait plus longtemps nier sans léser de la façon la plus grave et la moins pardonnable les intérêts majeurs de la société, et sans consommer son propre discrédit.

Mais à côté des faits que je suis venu vous signaler, il s'en produit une multitude d'autres également importants, plus importants peut-être, dont le bruit remplit déjà le monde sans que les savants impassibles aient daigné jusqu'ici prêter l'oreille. Tous ces faits, que notre ignorance qualifie de merveilleux, sont autant de manifestations encore confuses d'un ordre de propriétés de la vitalité humaine qui, de même que la circulation du sang, l'électricité, l'électro-magnétisme, la puissance de la vapeur, la sphéricité et le mouvement de la terre, ont existé de tout temps, mais longtemps à notre insu. Ces phénomènes, si prodigieux que notre imagination se les représente, ne sont néanmoins que des problèmes de *biologie*, et c'est du médecin qu'ils relèvent. Qui sait? la vie humaine est peut-être un livre en deux tomes, dont le premier jusqu'ici a seul attiré l'attention du biologiste; et peut-être le second, celui qui renferme la conclusion de l'ouvrage et le dénoûment du drame mystérieux, s'entr'ouvre-t-il maintenant à nos regards dans les manifestations étranges dont je vous entretiens!

Que la science brise hardiment tous les sceaux de ce

livre : à elle seule il appartient de l'interpréter. Au milieu des ruines des croyances naïves du passé dont elle
travaille sans cesse à démolir, pierre à pierre, le pro-
visoire édifice, c'est à la science d'élever, sur les fon-
dements éternels de l'expérience et de la raison, ces
templa serena de la Vérité, où la déesse doit se montrer
à nous sans voiles, d'où les terreurs puériles et les
doutes rongeurs seront également bannis, et sur les
portes desquels nous pourrons tracer ces paroles du
poëte, que je me plais à redire en attendant, pour exprimer mon plus ardent désir et mon plus ferme espoir :

Felix qui potuit rerum cognoscere causas,
Atque metus omnes et inexorabile fatum
Subjecit pedibus strepitumque Acherontis avari.

Heureux qui des effets a pénétré les causes !
Esclave de la crainte, il voit tomber ses fers,
Et dans l'affreuse mort, qui frappe toutes choses,
Il s'explique et bénit la Loi de l'Univers.

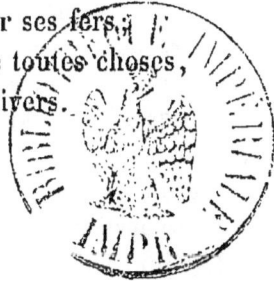

TABLE.

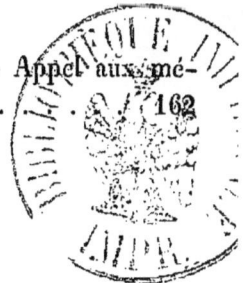

www.ingramcontent.com/pod-product-compliance
Lightning Source LLC
Chambersburg PA
CBHW060548210326
41519CB00014B/3401